国家卫生和计划生育委员会"十二五"规划教材

全国中等卫生职业教育教材

供护理、助产专业用　　　　　　　第 2 版

重症监护技术

主　编　刘旭平

副主编　何　敏　战明侨

编　者（以姓氏笔画为序）

刘旭平（四川省宜宾卫生学校）

刘剑波（山西省长治卫生学校）

李红波（贵州省人民医院护士学校）

何　敏（河南护理职业学院）

张　毅（四川省宜宾卫生学校）

战明侨（山东省烟台护士学校）

人民卫生出版社

图书在版编目（CIP）数据

重症监护技术 / 刘旭平主编. —2 版. —北京：人民卫生
出版社，2015

ISBN 978-7-117-20572-6

Ⅰ. ①重… Ⅱ. ①刘… Ⅲ. ①险症－护理－中等专业
学校－教材 Ⅳ. ①R459.7

中国版本图书馆 CIP 数据核字（2015）第 085846 号

人卫社官网　www.pmph.com	出版物查询，在线购书
人卫医学网　www.ipmph.com	医学考试辅导，医学数据库服务，医学教育资源，大众健康资讯

重症监护技术

第 2 版

主　　编：刘旭平

出版发行：人民卫生出版社（中继线 010-59780011）

地　　址：北京市朝阳区潘家园南里 19 号

邮　　编：100021

E - mail: pmph @ pmph.com

购书热线：010-59787592　010-59787584　010-65264830

印　　刷：三河市君旺印务有限公司

经　　销：新华书店

开　　本：787×1092　1/16　印张：9　插页：1

字　　数：225 千字

版　　次：2008 年 1 月第 1 版　2015 年 6 月第 2 版
　　　　　2021 年 8 月第 2 版第10次印刷（总第22次印刷）

标准书号：ISBN 978-7-117-20572-6/R·20573

定　　价：24.00 元

打击盗版举报电话：010-59787491　E-mail: WQ @ pmph.com
（凡属印装质量问题请与本社市场营销中心联系退换）

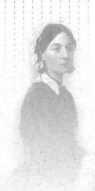

出 版 说 明

为全面贯彻党的十八大和十八届三中、四中全会精神,依据《国务院关于加快发展现代职业教育的决定》要求,更好地服务于现代卫生职业教育快速发展的需要,适应卫生事业改革发展对医药卫生职业人才的需求,贯彻《医药卫生中长期人才发展规划(2011—2020年)》《现代职业教育体系建设规划(2014—2020年)》文件精神,人民卫生出版社在教育部、国家卫生和计划生育委员会的领导和支持下,按照教育部颁布的《中等职业学校专业教学标准(试行)》医药卫生类(第一辑)(简称《标准》),由全国卫生职业教育教学指导委员会(简称卫生行指委)直接指导,经过广泛的调研论证,启动了全国中等卫生职业教育第三轮规划教材修订工作。

本轮规划教材修订的原则:①明确人才培养目标。按照《标准》要求,本轮规划教材坚持立德树人,培养职业素养与专业知识、专业技能并重,德智体美全面发展的技能型卫生专门人才。②强化教材体系建设。紧扣《标准》,各专业设置公共基础课(含公共选修课)、专业技能课(含专业核心课、专业方向课、专业选修课);同时,结合专业岗位与执业资格考试需要,充实完善课程与教材体系,使之更加符合现代职业教育体系发展的需要。在此基础上,组织制订了各专业课程教学大纲并附于教材中,方便教学参考。③贯彻现代职教理念。体现"以就业为导向,以能力为本位,以发展技能为核心"的职教理念。理论知识强调"必需、够用";突出技能培养,提倡"做中学、学中做"的理实一体化思想,在教材中编入实训(实践)指导。④重视传统融合创新。人民卫生出版社医药卫生规划教材经过长时间的实践与积累,其中的优良传统在本轮修订中得到了很好的传承。在广泛调研的基础上,修订教材与新编教材在整体上实现了高度融合与衔接。在教材编写中,产教融合、校企合作理念得到了充分贯彻。⑤突出行业规划特性。本轮修订紧紧依靠卫生行指委,充分发挥行业机构与专家对教材的宏观规划与评审把关作用,体现了国家规划教材一贯的标准性、权威性、规范性。⑥提升服务教学能力。本轮教材修订,在主教材中设置了一系列服务教学的拓展模块;此外,教材立体化建设水平进一步提高,根据专业需要开发了配套教材、网络增值服务等,大量与课程相关的内容围绕教材形成便捷的在线数字化教学资源包,为教师提供教学素材支撑,为学生提供学习资源服务,教材的教学服务能力明显增强。

人民卫生出版社作为国家规划教材出版基地,获得了教育部中等职业教育专业技能课教材选题立项24个专业的立项选题资格。本轮首批启动了护理、助产、农村医学、药剂、制药技术专业教材修订,其他中职相关专业教材也将根据《标准》颁布情况陆续启动修订。

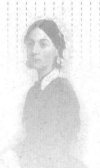

全国卫生职业教育教学指导委员会

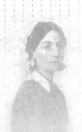

全国中等卫生职业教育"十二五"规划教材目录

护理、助产专业

序号	教材名称	版次	主编	课程类别	所供专业	配套教材
1	解剖学基础 *	3	任　晖　袁耀华	专业核心课	护理、助产	√
2	生理学基础 *	3	朱艳平　卢爱青	专业核心课	护理、助产	
3	药物学基础 *	3	姚　宏　黄　刚	专业核心课	护理、助产	√
4	护理学基础 *	3	李　玲　蒙雅萍	专业核心课	护理、助产	√
5	健康评估 *	2	张淑爱　李学松	专业核心课	护理、助产	√
6	内科护理 *	3	林梅英　朱启华	专业核心课	护理、助产	√
7	外科护理 *	3	李　勇　俞宝明	专业核心课	护理、助产	√
8	妇产科护理 *	3	刘文娜　闫瑞霞	专业核心课	护理、助产	√
9	儿科护理 *	3	高　凤　张宝琴	专业核心课	护理、助产	√
10	老年护理 *	3	张小燕　王春先	老年护理方向	护理、助产	√
11	老年保健	1	刘　伟	老年护理方向	护理、助产	
12	急救护理技术	3	王为民　来和平	急救护理方向	护理、助产	√
13	重症监护技术	2	刘旭平	急救护理方向	护理、助产	
14	社区护理	3	姜瑞涛　徐国辉	社区护理方向	护理、助产	√
15	健康教育	1	靳　平	社区护理方向	护理、助产	
16	解剖学基础 *	3	代加平　安月勇	专业核心课	助产、护理	√
17	生理学基础 *	3	张正红　杨汎雯	专业核心课	助产、护理	√
18	药物学基础 *	3	张　庆　田卫东	专业核心课	助产、护理	√
19	基础护理 *	3	贾丽萍　宫春梓	专业核心课	助产、护理	√
20	健康评估 *	2	张　展　迟玉香	专业核心课	助产、护理	√
21	母婴护理 *	1	郭玉兰　谭奕华	专业核心课	助产、护理	√

续表

序号	教材名称	版次	主编	课程类别	所供专业	配套教材
22	儿童护理*	1	董春兰　刘　俐	专业核心课	助产、护理	√
23	成人护理（上册）—内外科护理*	1	李俊华　曹文元	专业核心课	助产、护理	√
24	成人护理（下册）—妇科护理*	1	林　珊　郭艳春	专业核心课	助产、护理	√
25	产科学基础*	3	翟向红　吴晓琴	专业核心课	助产	√
26	助产技术*	1	闫金凤　韦秀宜	专业核心课	助产	√
27	母婴保健	3	颜丽青	母婴保健方向	助产	√
28	遗传与优生	3	邓鼎森　于全勇	母婴保健方向	助产	
29	病理学基础	3	张军荣　杨怀宝	专业技能课	护理、助产	√
30	病原生物与免疫学基础	3	吕瑞芳　张晓红	专业技能课	护理、助产	√
31	生物化学基础	3	艾旭光　王春梅	专业技能课	护理、助产	
32	心理与精神护理	3	沈丽华	专业技能课	护理、助产	
33	护理技术综合实训	2	黄惠清　高晓梅	专业技能课	护理、助产	√
34	护理礼仪	3	耿　洁　吴　彬	专业技能课	护理、助产	
35	人际沟通	3	张志钢　刘冬梅	专业技能课	护理、助产	
36	中医护理	3	封银曼　马秋平	专业技能课	护理、助产	
37	五官科护理	3	张秀梅　王增源	专业技能课	护理、助产	√
38	营养与膳食	3	王忠福	专业技能课	护理、助产	
39	护士人文修养	1	王　燕	专业技能课	护理、助产	
40	护理伦理	1	钟会亮	专业技能课	护理、助产	
41	卫生法律法规	3	许练光	专业技能课	护理、助产	
42	护理管理基础	1	朱爱军	专业技能课	护理、助产	

农村医学专业

序号	教材名称	版次	主编	课程类别	配套教材
1	解剖学基础 *	1	王怀生　李一忠	专业核心课	
2	生理学基础 *	1	黄莉军　郭明广	专业核心课	
3	药理学基础 *	1	符秀华　覃隶莲	专业核心课	
4	诊断学基础 *	1	夏惠丽　朱建宁	专业核心课	
5	内科疾病防治 *	1	傅一明　闫立安	专业核心课	
6	外科疾病防治 *	1	刘庆国　周雅清	专业核心课	
7	妇产科疾病防治 *	1	黎　梅　周惠珍	专业核心课	
8	儿科疾病防治 *	1	黄力毅　李　卓	专业核心课	
9	公共卫生学基础 *	1	戚　林　王永军	专业核心课	
10	急救医学基础 *	1	魏　蕊　魏　瑛	专业核心课	
11	康复医学基础 *	1	盛幼珍　张　瑾	专业核心课	
12	病原生物与免疫学基础	1	钟禹霖　胡国平	专业技能课	
13	病理学基础	1	贺平则　黄光明	专业技能课	
14	中医药学基础	1	孙治安　李　兵	专业技能课	
15	针灸推拿技术	1	伍利民	专业技能课	
16	常用护理技术	1	马树平　陈清波	专业技能课	
17	农村常用医疗实践技能实训	1	王景舟	专业技能课	
18	精神病学基础	1	汪永君	专业技能课	
19	实用卫生法规	1	菅辉勇　李利斯	专业技能课	
20	五官科疾病防治	1	王增源	专业技能课	
21	医学心理学基础	1	白　杨　田仁礼	专业技能课	
22	生物化学基础	1	张文利	专业技能课	
23	医学伦理学基础	1	刘伟玲　斯钦巴图	专业技能课	
24	传染病防治	1	杨　霖　曹文元	专业技能课	

药剂、制药技术专业

序号	教材名称	版次	主编	课程类别	配套教材
1	基础化学 *	1	石宝珏　宋守正	专业核心课	
2	微生物基础 *	1	熊群英　张晓红	专业核心课	
3	实用医学基础 *	1	曲永松	专业核心课	
4	药事法规 *	1	王蕾	专业核心课	
5	药物分析技术 *	1	戴君武　王军	专业核心课	
6	药物制剂技术 *	1	解玉岭	专业技能课	
7	药物化学 *	1	谢癸亮	专业技能课	
8	会计基础	1	赖玉玲	专业技能课	
9	临床医学概要	1	孟月丽　曹文元	专业技能课	
10	人体解剖生理学基础	1	黄莉军　张楚	专业技能课	
11	天然药物学基础	1	郑小吉	专业技能课	
12	天然药物化学基础	1	刘诗泆　欧绍淑	专业技能课	
13	药品储存与养护技术	1	宫淑秋	专业技能课	
14	中医药基础	1	谭红　李培富	专业核心课	
15	药店零售与服务技术	1	石少婷	专业技能课	
16	医药市场营销技术	1	王顺庆	专业技能课	
17	药品调剂技术	1	区门秀	专业技能课	
18	医院药学概要	1	刘素兰	专业技能课	
19	医药商品基础	1	詹晓如	专业核心课	
20	药理学	1	张庆　陈达林	专业技能课	

注：1. * 为"十二五"职业教育国家规划教材。

2. 全套教材配有网络增值服务。

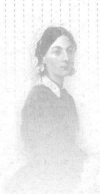

护理专业编写说明

根据教育部的统一部署,全国卫生职业教育教学指导委员会组织全国百余所中等卫生职业教育相关院校,进行了全面、深入、细致的护理专业岗位、教育调查研究工作,制订了护理专业教学标准。标准颁布后,全国卫生行指委全力支持人民卫生出版社规划并出版助产专业国家级规划教材。

本轮教材的特点是:①体现以学生为主体、"三基五性"的教材建设与服务理念:注重融传授知识、培养能力、提高素质为一体,重视培养学生的创新、获取信息及终身学习的能力,注重对学生人文素质的培养,突出教材的启发性。②满足中等卫生职业教育护理专业的培养目标要求:坚持立德树人,面向医疗、卫生、康复和保健机构等,培养从事临床护理、社区护理和健康保健等工作,德智体美全面发展的技能型卫生专业人才。③有机衔接高职高专护理专业教材:在深入研究人卫版三年制高职高专护理专业规划教材的基础上确定了本轮教材的内容及结构,为建立中高职衔接的立交桥奠定基础。④凸显护理专业的特色:体现对"人"的整体护理观、"以病人为中心"的优质护理指导思想;护理内容按照护理程序进行组织,教材内容与工作岗位需求紧密衔接。⑤把握修订与新编的区别:本轮教材是在"十一五"规划教材基础上的完善,因此继承了上版教材的体系和优点,同时注入了新的教材编写理念、创新教材编写结构、更新陈旧的教材内容。⑥整体优化:本套教材注重不同层次之间,不同教材之间的衔接;同时明确整体规划,要求各教材每章或节设"学习目标""工作情景与任务"模块,章末设"思考题或护考模拟"模块,全书末附该课程的实践指导、教学大纲、参考文献等必要的辅助内容。⑦凸显课程个性:各教材根据课程特点选择性地设置"病案分析""知识窗""课堂讨论""边学边练"等模块,50学时以上课程编写特色鲜明的配套学习辅导教材。⑧立体化建设:全套教材创新性地编制了网络增值服务内容,每本教材可凭封底的唯一识别码进入人卫网教育频道(edu.ipmph.com)得到与该课程相关的大量的图片、教学课件、视频、同步练习、推荐阅读等资源,为学生学习和教师教学提供强有力的支撑。⑨与护士执业资格考试紧密接轨:教材内容涵盖所有执业护士考点,且通过章末护考模拟或配套教材的大量习题帮助学生掌握执业护士考试的考点,提高学习效率和效果。

全套教材共29种,供护理、助产专业共用。全套教材将由人民卫生出版社于2015年7月前分两批出版,供全国各中等卫生职业院校使用。

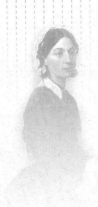

前　言

2014年5月国家教育部颁布了首批《中等职业学校专业教学标准(试行)》(以下简称"教学标准")。新的"教学标准"是开展专业教学的纲领性文件,是明确培养目标和规格、组织实施教学、规范教学管理、加强专业建设、开发教材和学习资源的基本依据。为认真贯彻落实教学标准,在全国卫生职业教育教学指导委员会的指导下,由全国部分中高职院校专家组成编写组,对第一版教材进行了修订。

本书修订的指导思想和原则:一是以教学标准为依据,充分体现现代职业教育的特点,坚持"三基五性"原则,将知识传授、能力培养、素质提高融为一体,重视培养学生的创新、获取信息及终身学习的能力,突出教材的启发性;二是以满足岗位需求为主线,力求做到把提高学生的职业能力放在突出的位置,学科知识以"必需、够用"为原则,强调实践操作过程,突出教材的适用性;三是以护士执业资格考试为核心,紧紧围绕护士执业资格考试的内容进行编写,突出教材的实用性;四是注意中高职课程内容的联系与区别。

本书有以下特点:一是保持连续性,在编写风格、总体形式上与第一版教材保持一致。二是严格按教学标准对内容进行了调整,将第一版第一、二章合并为一章,第四、五章进行重新编写,第七、八章内容做了较大幅度的删减,以避免与其他学科交叉重复。三是注重传承与创新相结合,在坚持基础性的前提下体现先进性。补充更新了经公认的新方法、新技术。四是为了更加体现教材用书特点,适应教学改革需要,本书同时提供网络增值服务,便于学生课后复习和自学。

本书主要供全国中等职业学校三年制护理专业急救护理方向学生使用。

参与第一版教材编写的编者们为本书的编写倾注了大量心血,本书修订过程中得到了各编者所在单位领导和同事们的大力支持,在此一并致以诚挚的谢意!

由于编者知识水平、实践工作经验有限,本书可能存在缺点甚至错误,衷心希望广大师生给予斧正。

刘旭平

2015年3月

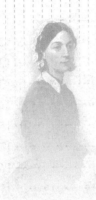

目 录

目　录

第一章 绪 论

学习目标

1. 掌握重症监护技术的概念与范畴,重症监护与重症监护室的概念。
2. 熟悉重症监护室的收治范围,重症监护室的分级、分类及特点。
3. 了解重症监护技术的产生与发展,重症监护室的组成,重症监护室的工作任务。

第一节 概 述

一、重症监护技术的概念与范畴

(一)重症监护技术的概念

重症监护(intensive care)是指对收治的各类病情危重病人,运用各种先进的医疗技术、现代化的医学监护和抢救设备,对其实施的连续病情监测、治疗和加强护理。对病情危重者实施重症监护能最大限度保障病人的生存及后续的生命质量。重症监护是一个独立的医疗领域,随着生物医学工程产品的不断更新,各种先进的监护仪器、高新生命支持设备与技术在临床的应用以及从事重症监护工作医护人员经验的积累和素质的提高,使得各类危重症病人能得到及时有效的救治,大大提高了治愈率,显著降低了死亡率。重症监护技术(intensive care technology)是研究对各类危重症病人实施集中的连续病情监测、加强治疗和护理,最大限度确保病人的生存及随后的生命质量所运用的方法和技能的一门学科。

(二)重症监护技术的范畴

重症监护技术是危重症医学的分支学科,涉及护理专业的各专科领域,主要以循环、呼吸、神经系统作为监护对象,为危重症病人提供多脏器功能支持。目前主要的范畴包括:

1. 重症监护室的工作任务和范围。
2. 重症监护室的护理管理,包括:重症监护室的设置与设备,工作规程,护理常规,护理文件书写以及护士的必备素质等。
3. 重症监护常用的护理技术,包括:各脏器功能监护技术,机械通气技术,泵控技术等。
4. 重症监护中各种导管的护理,包括:人工气道,静脉输液、输血导管,各种常用的外科导管的护理等。
5. 重症监护病人的体位转换及转运方法。
6. 重症监护病人的基础护理,包括:饮食与营养,清洁卫生,排泄护理等。

7.重症监护病人的沟通技巧,为病人提供个性化的心理护理,帮助病人尽快适应机体的功能障碍,减轻病人所承受的心理压力等。

二、重症监护技术的产生与发展

早在19世纪60年代现代护理学的奠基人弗洛伦斯·南丁格尔文献中就有"在乡村小的医院里,把手术后的病人安置在一间由手术室通出的小房间内,直至病人恢复或至少从手术的即时影响中解脱"的记载。这种专门为术后病人开设的"小房间",即为重症监护室的雏形。20世纪50年代初期,欧洲斯堪的纳维亚半岛和美国南加利福尼亚州发生脊髓灰质炎大流行,许多病人出现呼吸肌麻痹。为抢救呼吸衰竭病人,麻醉科医师携带呼吸器介入病房的抢救工作,配合相应的特殊护理技术,获得巨大成功。这堪称世界上最早的用于监护呼吸衰竭病人的"监护病房"。随着科学技术的进步,应用于床旁的各种新型轻便呼吸机、循环系统压力监测及心电监测等技术和设备的出现,20世纪50年代后期在内科各系统建立了专科加强监护治疗病房,如冠心病监护治疗病房(CCU),呼吸重症监护治疗病房(RCU)等;60年代末,气囊漂浮导管(Swan-Ganz)的发明,使循环监测技术安全方便地应用到了病人床旁。这些新技术、新设备的出现,拓展了临床的监测范围,为危重症病人进行精确治疗和加强护理提供了基础,显著提高了危重症病人的生存率。随着危重症病理、生理学研究的进展,人们已经认识到危重病人尽管原发病各不相同,但发展到一定阶段均可能面临出现心、肺、肝、肾、脑等重要脏器的损害并危及生命的问题,其治疗任务和处理原则也大致相同,在西医学分科越来越细的情况下,对危重症病人的治疗,其难度和要求已超出一般临床专科能力,有必要将危重症病人作为一特殊群体给予单独治疗和管理。而重症监护室就成为危重症病人接受治疗和护理的理想场所。重症监护室护士则工作在危重症医学学科和先进护理技术的前沿。

我国的重症监护事业也经历了从简单到逐步完善,并最终形成新学科的发展过程。早期只是将危重症病人集中在靠近护士站的病房或者急救室,便于护士密切观察与护理;将外科术后病人先送到术后复苏室,清醒后再转回病房。20世纪70年代末心脏手术的发展推动了心脏术后监护病房的建立,以后相继成立了各专科或综合监护病房。1989年国家卫生部在其颁布的医院等级评审规定中,明确将重症监护室列为等级评定标准,这项措施推动了我国大中城市综合性医院重症监护室的建立,在危重症抢救治疗中发挥了重要作用,有力地推动了我国危重症医学的发展。

三、学习目的与要求

1.学习目的 《重症监护技术》是中等卫生职业教育护理学专业(急救护理方向)的一门重要的专业方向课程。本课程的主要内容包括重症监护护理的基本知识,常用重症监护技术,以及重症监护护理管理等。通过本课程的学习使学生从整体上对重症监护的护理知识有初步的认识,能运用所学知识和方法去解决重症监护室病人常见的疾病护理及心理问题。

2.学习方法与要求 在学习过程中,不断强化对重症监护技术的基本理论、基本知识和基本技能的掌握;重视与重症监护技术相关课程的学习和联系,充分利用教学医院和学校护理实训中心等教学资源,积极参与重症监护的实践实训,做到理论学习与临床实践、实验实训相结合;书本知识与实践实训并重。并注意在各种护理实践实训活动中培养从事重症监护护理工作的基本职业素质。

具体要求如下：

（1）掌握重症监护技术的概念。

（2）掌握重症监护常用导管的护理。

（3）掌握重症监护常用的技术以及相关知识。

（4）熟悉重症监护室的护理管理；重症监护室的分级、分类及特点。

（5）了解重症监护室护理工作的范围和内容。

（6）了解重症监护病人的常见心理问题，熟悉身心护理的基本方法。

（7）具备良好的职业道德、诚实守信、善于与病人沟通的护理品质。

第二节　重症监护室的分级分类及收治范围

重症监护室（intensive care unit，ICU）是对多发性损伤、重症感染、各种休克、急性脏器功能衰竭和机体内环境紊乱等各种危重症病人进行精心监护和精确救治的场所。是医院急救"绿色通道"的重要组成部分，承担对危重症病人和突发公共卫生事件中危重伤病人进行集中监护和救治的任务。是重症医学学科的临床实践基地。目前，人们已把重症监护室的规模、仪器设备、人员技术水平及抢救效果作为衡量一所医院整体水平的重要指标。

一、重症监护室的组成

ICU 主要由三部分组成：①训练有素的医生和护士，能熟练应对危重症病人的抢救、监测和护理；②先进的监测系统和救护仪器，能 24 小时动态观察病情变化，并能及时反馈信息；③高科技的治疗手段，能对重要器官进行长时间有效支持，为治疗原发病赢得时间。

二、重症监护室的分级与特点

根据组织结构、服务水平、功能和任务通常将 ICU 分为 3 级。

1. 一级 ICU　能够对医院内所有的专科的危重症病人提供加强医疗服务，配备专职的 ICU 医生和护士，配置各种抢救治疗仪器设备，提供各种支持、治疗和服务，通常有教学任务。

2. 二级 ICU　能够对医院内除心脏外科、神经外科等特殊学科外大部分专科的危重症病人提供加强医疗服务，配备专职 ICU 医生、护士，有相应的设备，可以有教学任务。

3. 三级 ICU　仅能提供初级的加强医疗，不能开展全面的危重症医学工作。没有专职的医生、护士，需及时将病人转往一级或二级 ICU。

三、重症监护室的分类与特点

根据 ICU 的组织结构和运行方式可分为开放型、封闭型和混合型。

1. 开放型 ICU　ICU 中医嘱由各科医生书写，由收病人入院的专科医生决定病人在 ICU 中的治疗、转入和转出，不设专职的 ICU 医生和护理主任，而仅有 ICU 的专职护士。此类 ICU 往往是专科 ICU，整个病房由非 ICU 专职医生管理，这些医生同时还要管理本专科普通病房的病人，因此不能完成危重症病人的 24 小时值班工作，当病人合并有其他专科问题时，常需会诊。

2. 封闭型 ICU 由经过危重症医学专业培训的 ICU 专职医生决定危重症病人的转入和转出，管理病房和开具医嘱，可以为多专科的危重症病人提供多种生命支持治疗。此类 ICU 可以是专科性的，也可以是综合性的，很少需要其他专科的会诊，能够提供 24 小时危重症医学服务。

3. 混合型 ICU 介于上述两者之间，称为混合型 ICU，部分医嘱由 ICU 专职医生开具，部分由专科医生开具。

四、重症监护室的收治范围

1. 开放型 ICU 是一个独立的临床业务科室，收治院内、外各科室的危重症病人，这种体制不仅有利于充分发挥设备的效益，而且能够推动学科的建设。收治范围主要为：心血管科危重症病人、脑外科危重症病人、呼吸科危重症病人、消化科危重症病人、肾科危重症病人以及其他科危重症病人。

2. 封闭型 ICU 临床二级科室所设立的 ICU，多属于某个专业科室管理，是专门收治某专科危重症病人，对抢救本专业的危重症病人有较丰富的技术和经验，但病种单一，不能兼治其他科危重症病人。

3. 混合型 ICU 主要收治多个相邻专业的专科病人。较典型的是外科 ICU 或麻醉科 ICU，两者主要收治各专科或各手术科室的术后危重病人。这些病人除具有专科特点外，还具有某些外科手术后的共同特点。

第三节 重症监护室的工作任务

ICU 是医院中危重症病人最集中、病种最多、抢救和管理任务最繁重的科室。因此，ICU 工作是医院总体工作的缩影，直接反映了医院的医疗、护理工作质量和人员素质水平。其主要工作任务如下。

一、危重症病人的监测

ICU 利用先进精密的监测仪器，对危重症病人"实时"进行体温监测、心电监测、血流动力学监测、呼吸功能监测、肾功能监测、神经系统功能监测和输液监测等，为评估疗效和决定下一步的诊疗护理计划提供可靠的依据。

二、危重症病人的导管护理

通过导管技术不仅减少了经验主义，提高了疾病诊断的准确率，为循证医学奠定了基础，使疾病的治疗手段更加科学、规范；而且通过导管技术还保证了危重症病人较高的生存质量，从而延续了病人的生命。因此，在西医学中导管护理是 ICU 重要的工作内容之一。

三、危重症病人的心理护理

在危重症病人监护过程中，病人或多或少存在心理问题，对疾病的治疗和康复产生一定影响。因此，在对危重症病人生理监护的同时，加强心理护理，使病人在获得良好的心理支持和稳定的情绪状态下，积极与医护人员配合，从而保障各项诊疗护理措施顺利实施，促进病人早日康复。

四、教学任务

对 ICU 的医生、护士或即将从事重症监护工作的人员都要进行重症监护知识的规范化培训,使其系统学习重症监护技术的基本理论,掌握重症监护技术的基本知识和操作技能。同时,ICU 还肩负着对轮转医护人员的培训和基层医护人员的进修学习任务,使他们掌握重症监护技术的基本理论、基本知识、基本技能。

五、科研任务

ICU 要求医生、护士在做好日常监测和护理工作的同时,还应根据各种先进、精密仪器提供的数据与图像及时分析问题、解决问题、收集资料,总结经验、探索规律、撰写科研论文,探寻危重症病人新的诊治途径,不断提高危重症病人的监护和管理水平。

(刘旭平 何 敏)

 自测题

一、多项选择题

1. ICU 的组成部分主要有(　　)

A. 高科技的治疗手段

B. 训练有素的医师和护士

C. 为治疗原发病赢得时间

D. 对重要器官进行长时间有效支持

E. 备有先进的监测系统和救护仪器

2. 重症监护病人的最主要来源是(　　)

A. 急救中心　　　　　　　　B. 下属医院

C. 医院协作单位　　　　　　D. 本院辅助科室

E. 本院外科、内科和急诊科等

3. 开放型 ICU 主要收治(　　)

A. 肾科危重症病人　　　　　B. 消化科危重症病人

C. 心血管科危重症病人　　　D. 呼吸科危重症病人

E. 脑外科危重症病人

4. 危重症病人常见的监测项目有(　　)

A. 静脉滴注监测　　　　　　B. 肾功能监测

C. 心电图监测　　　　　　　D. 呼吸功能监测

E. 血流动力学监测

5. 危重症病人导管护理的临床意义在于(　　)

A. 延长了病人的生命

B. 为循证医学奠定了基础

C. 保存病人较高的生存质量

D. 提高疾病诊断的准确率

E. 使疾病的治疗手段更为科学、规范

6. ICU 的工作任务主要包括（　　）

    A. 院外急诊急救　　　　　　　　　B. 教学与科研任务

    C. 危重症病人的监护　　　　　　　D. 危重症病人的导管护理

    E. 危重症病人的心理护理

二、问答题

1. 简述重症监护及重症监护技术的定义。

2. 简述 ICU 的定义。

第二章　重症监护室的护理管理

 学习目标

1. 具有良好的职业道德和伦理观念。
2. 掌握 ICU 的设备管理和工作制度。
3. 熟悉 ICU 的设置、护理交接、分级管理。
4. 了解 ICU 的医院感染管理，护士必备素质和伦理学问题。
5. 学会 ICU 的护理文件书写。

ICU 的护理管理是一项规范严格、原则性很强的工作。其管理水平的高低，不仅直接影响危重症病人的抢救、治疗和监护；同时，也是评估医院医疗水平的一项重要指标。因此，做好 ICU 的护理管理，是保证危重症病人抢救、治疗、监护的有效实施和提高抢救成功率的关键。

第一节　重症监护室的设置、设备及管理

ICU 是实施重症监护工作的基本场所，其任务是专业医护人员运用重症医学理论，采用现代化的监测及治疗设备，对病人实施监护治疗。因此，它的开展必须以先进而完善的监测治疗设备和具有精湛技术的医护人员为依托。

一、设置要求

（一）基本要求

1. 三级和有条件的二级医院均应设立重症医学科，ICU 是重症医学学科的临床基地。
2. ICU 必须配备足够数量、受过专门训练、掌握重症医学基础知识和基本操作技能、具备独立工作能力的专职医护人员。
3. ICU 必须配置必要的监护和治疗设备，接收医院各科的危重症病人。

（二）室内要求

1. 环境　ICU 要有足够大的空间，保证室内良好的通风、照明。室内温度控制在 20～22℃，湿度控制在 50%～60% 为宜。有条件的医院，病房内最好装配空气净化层流设备，能独立控制室内的温度和湿度。

2. 床位数　ICU 的床位数可根据医院规模、总床位数来确定。一般认为综合 ICU 的床位数应占全院总床位的 2%～8%，发达国家可达 5%～10%。一个 ICU 床位数应不少于 4

张，最多以 12 张为宜，床位使用率以 65%～75% 为宜，超过 80% 则表明床位数不能满足医院的临床需求。

3．床单位要求

（1）病床配置：以多功能病床为宜，可调节高度和倾斜度，装有脚轮和制动装置，以便于病人的转运和治疗；两侧有起保护作用的调节档杆，既能有效地保护病人，又能便利操作；床头及床尾可调节高低，并可拆装；同时配备波纹垫褥以防压疮的发生。较高级的监护床还具有体重测量、体位调整、加温装置和应急电源系统等（图 2-1）。

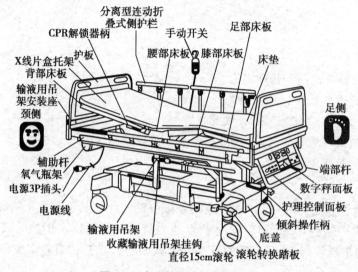

图 2-1　多功能病床结构示意图

（2）病床的布局和设置：ICU 的病床均配备了用于监护和治疗的电子仪器设备，因此，摆放要合理以便于医护人员的检查和操作。开放式 ICU 每张病床占地面积不小于 15～18m²，床间距大于 1m，床头不宜顶墙设置，应保留至少 60cm 的间隙，便于进行紧急救治工作。每个病房至少配备一间单间病房，面积为 18～25m²。另外，每床可配置能移动且具有一定强度的照明设备，灯光要求能正确辨认皮肤、口唇及四肢末梢的颜色。

（3）设备带及设备塔：是完整的床单位供应系统。设备带主要用于中心供氧、中心负压吸引、供电和呼叫应答等。设备塔是将监护仪器和治疗设备有序安放在最方便位置，便于医疗护理操作，同时也使室内布局整洁有序，利于清洁卫生，为病人创造了良好环境。

（4）天轨：每张床对应的天花板上应设有天轨，其上有可以自由移动的吊液装置和帷帐。

（三）人员配备要求

1．ICU 必须配备足够数量、受过专门训练、掌握重症医学的基本理论、基本知识和基本技能，具备独立工作能力的医护人员。其中医师人数与床位数之比应为 0.8∶1 以上，护士人数与床位数之比应为 3∶1 以上；可以根据需要配备适当数量的医护辅助人员。有条件的医院还可配备相关的设备维修人员。

2．ICU 至少应配备 1 名具有副高级以上专业技术职务任职资格的医师担任主要负责人，全面负责医疗护理工作和质量建设。

3．ICU 的护士长应当具备中级以上专业技术职务任职资格，在重症监护领域工作 3 年以上，具有一定管理能力。

8

二、基本设备

随着现代科学的迅速发展，ICU设备配置的先进性和实用性越来越高。但是，由于各医院的自身规模和经济条件的不同，其ICU所配置的设备及现代化程度并不完全相同，但都须具备下列基本设备。

（一）基本固定设备

完整的床单位供应系统。每张床均应配备：中心供氧和高低压两种中心吸引装置；输液悬吊装置；电源插座12个以上，氧气接口2个以上，压缩空气接口2个和负压吸引接口2个以上；电源应该由独立的反馈电路供应并备有不间断电力系统和漏电保护装置。

（二）基本监测设备

1. 床旁监护系统　是ICU的重要监护设备，它包括床旁监护仪、中心监护仪、网络控制器三部分。进行心电、呼吸、血压、温度、血氧饱和度等基本生命体征监护。每个ICU最少应配置1个便携式监护仪。

2. 血液气体及电解质测定分析仪　可衡量人体酸碱平衡状况，测定血液中气体含量，是危重症病人在救治过程中不可缺少的监测仪器。

3. 无创脉搏血氧饱和度和经皮氧分压测量仪　其监测结果在一定程度上可替代有创血氧分析。但在低血容量、低心排血量及使用血管收缩剂等情况下，应同时检测血气。

4. 全导联心电图机　可用于全面了解病人心律失常的性质及治疗效果。

（三）基本治疗设备

1. 呼吸机　呼吸机是临床医疗中进行肺通气的机械通气装置，是ICU必备治疗设备之一。三级医院的ICU应每床配备1台；二级医院可根据实际需求配备适当数量呼吸机，每床配备简易呼吸机1个。每个ICU至少应配备便携式呼吸机1台。

2. 心脏除颤器　用于心脏电击除颤的设备。危重症病人多伴有水、电解质紊乱及酸碱失衡，容易发生严重的心律失常。病人在发生室颤时，应立即使用除颤器除颤。

3. 输液泵及注射泵　输液泵广泛应用于各种药物、胃肠外营养液的输入及输血等。注射泵又称微量泵，它具备十分准确地通过静脉途径恒速微量注射某些药物的功能，如某些血管活性药物硝普钠、多巴胺、利多卡因、硝酸甘油等的静脉注射。

4. 临时心脏起搏器　用于各种心律失常所导致的严重心功能不全或心脏骤停的治疗，是ICU必备的生命支持设备。

5. 麻醉机　主要用于气管切开、心内按压、置入气囊漂浮导管等手术。具有急救、分析呼吸功能指标等功能，是ICU的必备设备。

6. 心肺复苏抢救车　是必须有专人负责的ICU的必备治疗设备。车内应备有抢救病人所需的全套器械和物品，如气管切开包、手提式呼吸气囊、静脉切开包、开胸包、开口器、通气导管、喉镜、各种穿刺包、手电筒以及某些急救药物和部分麻醉镇静药。上述物品和器械应定期检查，用后应及时补充或更换，以确保其处于良好的应急状态。

除上述必备设备外，可根据条件和需要选配以下设备：闭路电视探视系统，输液加温设备，脑电双频指数监护仪，主动脉内球囊反搏和左心辅助循环装置等。

三、设备管理

ICU设备管理原则是保证抢救设备处于应急状态。设备管理要求：①掌握仪器的性能和正确操作；②使用结束应按照正确的步骤进行拆卸、整理、清洁、消毒和维护保养，保证其处于良好的备用状态；③规范设备的保管存放，及时定期检查和维修；④设专人负责，使用登记，建立档案，每班进行交接和记录；⑤做到四定、四防：定责任人、定位置、定数量、定品种，防潮、防热、防腐、防震。

第二节 重症监护室的工作规程

ICU工作规程是发挥其功能和避免医疗护理差错的重要保证。各项制度的健全与否和管理的好坏直接影响ICU的护理及治疗质量。因此，不断加强制度建设和工作流程管理，才能提高危重症病人的抢救成功率。

一、病人的转入

（一）转入准备

ICU的护士在收到接诊通知后应先了解病人的病情和转入治疗的目的，并作好入住的各项准备工作：①备好病床；②备好各种护理用品，如无菌手套、吸痰管、各种静脉穿刺针和治疗监测用无菌管道等；③备好各种仪器，如多功能监护仪、呼吸机、除颤仪和负压吸引器等；④根据病情遵医嘱备好各种抢救和治疗药物。

（二）接收病人的程序

1. 将病人安全送至床旁，根据病情选择合适的体位。

2. 根据病情需要连接监护仪器和呼吸机等，有呼吸道分泌物的病人应及时清除并保持呼吸道通畅。

3. 迅速接通各种监测和输液管道，保证各种引流管的正常连接和畅通。

4. 向护送的医护人员详细了解病情，做好交接检查。

5. 处理好医嘱。

二、工作制度

（一）抢救制度

1. 明确抢救的目的和原则，并有预见性地制定有效的护理措施。

2. 保证各类抢救仪器功能正常，抢救用品和药物配备规范、完整。

3. 参加抢救人员分工明确，业务熟练，听从指挥，密切配合，严格执行操作规程。

4. 详细做好抢救记录，严密观察病情，严格执行查对制度并做好交接班记录。

5. 抢救完毕做好终末物品的整理和消毒。

6. 及时与病人家属或单位取得联系。

（二）消毒隔离制度

1. 工作人员进入监护室按规定着装，必须严格执行无菌操作规程。

2. 接触病人前后要洗手，接触病人污染物要戴手套，严禁戴污染手套接触非污染区或用品。

3. 监护室保持环境整洁，每天用消毒液擦地，定期、定时对室内仪器、物品等进行消毒或更换。

4. 严格执行探视制度，加强各环节的感染监控，发现问题及时处理。

5．病人转出或死亡对病人床单位进行终末消毒。

（三）皮肤压疮登记报告制度

1．发现皮肤压疮及时上报登记，24小时内通知护理部。

2．填写皮肤压伤观察表，根据皮肤压伤危险性评分表及分期要求进行填写。

3．积极采取措施密切观察皮肤变化，及时准确记录。

4．压疮来源分科室内和科室外，科室外发生的要填清楚科室，院外要注明。

5．对可能发生压疮的高危病人进行评估，并给予预防措施。

6．病人转出将观察表交所转科室继续填写，出院或死亡者将表交回护理部。

（四）查对制度

1．三查七对一注意　三查指操作前查、操作中查、操作后查；七对指核对床号、姓名、药名、剂量、浓度、时间和用法；一注意指注意用药后的反应。

2．药品四查　①查药品有无变质、沉淀及混浊；②查药品是否在有效期内；③查药品包装是否完好；④查药品配伍禁忌。

（五）输血制度

1．配血、输血实行1次1人制。

2．输血时，应2人查对并签姓名、时间和日期。严格执行"三查十对"。

（1）三查：①查血的质量；②查血的有效期；③查输血装置是否完好。

（2）十对：①核对受血者姓名、床号、住院号、血型和交叉配血试验结果；②核对供血者姓名、血型、血袋（瓶）号、血的种类和剂量。

三、病人的转出

ICU病人转出标准：病人生命体征稳定，神志清楚，脱离通气支持和血管活性药物维持；内环境稳定，无酸碱、水、电解质平衡紊乱及代谢紊乱；血糖平稳。

ICU病人达到转出标准后，由ICU医生和转往科室主管医生共同协商转科事宜。ICU医师下达病人转出医嘱后，护士应及时通知病人及其家属，并通知转往科室准备所需的仪器设备。ICU护士填写病人转出交接表，一式两份。协助转送病人并与转往科室护士交接，交、接护士在转科交接单上双签字。

第三节　重症监护室的护理常规

ICU是集中加强监护病人的重要场所，护理质量的高低直接关系到病人的监护治疗效果。因此，做好ICU的常规护理工作是护士必须完成的职责。

一、护理交接

护理交接班是护理程序的重要环节，交接工作对病人的护理和治疗起着承上启下作用，ICU的护理交接尤为重要。

1．每班必须按时交接，接班者应提前30分钟到达病房，在接班者未清楚前，交班者不得离开工作岗位。

2．交班者必须在交班前完成需交接的各项工作，填写交班报告和各项护理记录，处理好使用过的物品。白班要为夜班准备各种物品及液体，以备夜间急用。

3．交接过程中有疑问必须弄清楚后交班者方可离去，交接班时间发现问题由交班者负责，交接班后发现问题由接班者负责。

4．交接班过程中要做到"二轻"，说话轻、操作轻。保持病区安静，保持床单位清洁整齐，全部病人交接完后交班人员方可离开。

5．交接内容和要求

（1）交清病人一般情况、特殊检查护理、护理记录、留送各种标本完成情况。需要特殊交接内容要书面交接，由交班者填写交接报告，然后交、接者共同签字确认，否则，一切后果由交班者承担。

（2）床头交班查看：①生命体征变化；②治疗药品、物品、医嘱及特殊用药；③各种仪器的使用情况；④各种导管是否通畅及引流液的性状、量等；⑤皮肤及全身情况。

（3）交接班者共同巡视检查病房清洁、整齐、安静、安全等情况，保洁员下班后卫生清洁由基础护理值班护士负责。

（4）接班者清点毒麻药品、急救药品和其他医疗器械，若数量不符合及时与交班者核对。

二、基础监护

ICU监护的内容很多，根据病人的不同病情制定不同的监测方案。但在ICU中病人有其共同的基本监护：

1．护理评估　通过病史询问和体格检查，迅速全面评估病人存在的问题、重要脏器功能状态，制定初步护理措施。

2．心理护理　向意识清醒病人解释每项监测的目的和作用，消除病人紧张、恐惧情绪。

3．一般监测项目　体温、呼吸、脉搏、血压、意识、瞳孔、尿量、皮肤、心电图、血气分析、电解质和中心静脉压等。

4．基础护理　口腔、皮肤及大、小便等日常卫生清洁。

5．营养支持　根据病情需要定时、定量给予病人营养支持。观察和训练病人的吞咽动作，专人护理切勿呛、噎。

6．体液平衡　保持体液平衡，及时准确记录出、入量。

7．导管护理　安置有导管的病人，应根据导管的作用及病情需要给予相应护理，防止堵塞或感染。

8．观察病情　严密观察病人病情变化，分析判断变化原因，迅速做出相应处理，并及时报告医生。

三、监护的分级管理

ICU病人病情复杂多变，国际上没有固定的分级标准。一般临床上根据病人全身器官的功能状况及对监测水平的不同需求，从重到轻分为Ⅰ级、Ⅱ级和Ⅲ级监护。

Ⅰ级监护：病情危重，多器官功能障碍，支持治疗监护项目需涉及2个及以上脏器的病人。

Ⅱ级监护：病情重，支持治疗监护项目仅涉及1个脏器者的病人。

Ⅲ级监护：病情较重，保留无创监测，仍需在ICU观察治疗的病人。

监护的分级是人为划分的。危重症病人病情变化快，常累及多个器官功能，监护等级、监测项目应根据具体情况和病情变化及时调整，不可一成不变。尤其是应加强呼吸和循环功能的监测。

第四节 重症监护病人的院内感染管理

知识链接

院内感染

　　医院内感染亦称医院内获得性感染或医院感染，简称院内感染。是指病人入院时不存在感染、亦不处于潜伏期，而在医院内发生的或在医院内获得而于出院后发病的感染。按获得病原体的来源不同分为外源性感染和内源性感染两种。其中内源性感染的病原体来自病人本身，是在机体免疫功能下降、内环境失衡或发生细菌易位的情况下继发的，难以预防，一旦发生，将加重病人病情，使病人死亡率增加。

　　ICU 病人病情重，自身免疫功能低下，各种侵入性操作多，导致 ICU 病人院内感染的发病率增高。危重症病人常因感染而影响其抢救治疗效果，甚至危及生命。

一、院内感染的危险因素

（一）病人的易感性

　　危重症病人在自身原有疾病的基础上，常伴有体内某些重要组织和器官的严重功能障碍，从而使机体的免疫功能和抵抗能力下降，容易并发感染。

（二）病室环境因素

　　ICU 内危重症病人密集，空间相对狭小，使得室内空气污浊；各种监护仪器和治疗设备密集，导致仪器设备、空气、地面的消毒不彻底；不同疾病病人同住一室，容易引起交叉感染。

（三）有创监测和侵入性操作

　　危重症病人常有许多插管，如气管内插管、留置导尿管、胃肠减压管、静脉输液管以及各种监测导管，在置管时需进行多次或多部位的侵入性操作，为病菌的入侵提供了路径。反复的操作破坏了人体正常解剖生理结构，机体自身的免疫屏障遭破坏，削弱了机体的抗病能力，极易造成继发感染。

（四）细菌耐药性的产生

　　危重症病人在治疗过程中常因联合大剂量的使用广谱抗生素，造成耐药菌株增多，感染难以控制；尚可造成机体内正常菌群失调，发生二重感染。

二、常见的院内感染

　　ICU 发生院内感染的几率高于普通病房。常见致病菌为金黄色葡萄球菌、大肠杆菌、肠球菌、铜绿假单胞菌和克雷伯菌等。常可引起呼吸道、尿道、外科伤口和血液等感染。

（一）呼吸道感染

　　ICU 病人呼吸道感染多为下呼吸道感染，主要为获得性肺炎。多发生于气管插管、气管切开、使用人工呼吸机的病人。最常见的致病菌为铜绿假单胞菌、克雷伯菌和肺炎链球菌等。

　　呼吸道感染的预防：①加强病人营养支持，提高机体免疫力；②加强口腔护理、有效清理呼吸道避免误吸，防止胃肠道定植菌逆行；③严格执行无菌操作，严格实行呼吸器械的消毒和灭菌；④加强肺部手术病人的术后护理。

（二）尿路感染

尿路感染是最常见的院内感染之一，国外占院内感染的首位。留置导尿管是尿路感染最常见的原因，尿路感染的发生 75%～80% 与导尿有关，5%～10% 与其他尿路器械操作有关。尿路感染最常见的致病菌为大肠杆菌，其次是肠球菌、表皮葡萄球菌等。

尿路感染的预防：①加强导尿护理：操作前评估导尿或留置导尿的必要性，避免不必要的留置导尿，操作中严格执行无菌技术操作，选择粗细适中的导尿管，做好尿道口的消毒，操作动作轻柔，避免损伤，操作后导尿管要妥善固定，防止因导管移动造成黏膜损伤，尽可能缩短置管时间，减少导尿管与尿袋的分离次数；②控制原发病和易感因素：积极控制原发病，解除尿路梗阻、神经源性膀胱功能障碍等并发症。

（三）外科伤口感染

外科伤口感染最常见的致病菌是金黄色葡萄球菌、大肠杆菌、变形杆菌等。污秽伤口发生感染的几率最大。

外科伤口感染的预防：①加强术前准备工作，治疗病人可能存在的隐性感染；②严禁携带致病菌的医护人员参加手术；③术中尽量减少创伤，污染伤口应彻底消毒；④加强术后伤口护理，及时更换污染的敷料。

（四）导管相关血流感染

导管相关血流感染，是指血管内置有导管或者拔出血管内导管 48 小时内病人出现菌血症，并伴有发热、寒战或低血压等感染表现，除血管导管外没有其他明确感染源。血管内导管相关血流感染与置管部位、置管技术、置管时间和病人的免疫功能等因素有关。常见的致病菌是大肠菌、链球菌、变形杆菌等。

导管相关血流感染的预防：①置管时严格执行无菌操作；②置管后用无菌透明、透气性好的敷料覆盖穿刺点；③定期更换穿刺点敷料，每 2 天更换 1 次无菌纱布，每周更换 1～2 次无菌透明敷料；④保证输液剂的制备无菌，输血、输脂肪乳剂后 24 小时内或停止输液后应及时更换输液导管；⑤怀疑病人发生导管相关血流感染时应及时拔除导管。

三、院内感染的控制

（一）加强 ICU 的人员管理

1. 进入 ICU 的所有人员必须更换专用工作服和鞋，戴口罩、帽子；外出时必须更换外出衣物和鞋。

2. 在接触病人及物品前后要严格正确洗手。

3. 工作人员患有感冒、呼吸道炎症或皮肤有破损时，应避免接触病人，必要时暂停工作。

4. 严格执行无菌操作，在进行伤口换药，清理呼吸道等操作时，应戴无菌手套。

5. 严格执行探视制度，控制人员出入。

（二）加强 ICU 的环境和物品的消毒管理

1. 室内空气净化　通风是减少空气中病原微生物有效而简单的方法。一是开窗换气，一般每日 2～3 次，每次 20～30 分钟，实施时要充分考虑病房内病人的实际情况；二是机械通风，用物理方法除去介质中的微生物。

2．空气消毒　臭氧灭菌灯消毒是空气消毒最常用的方法。

3．地面和室内设施（如监护仪器的表面、门把手、床头柜、治疗本等），须每天 2 次使用含有效氯 0.02% 的消毒液湿拖或湿抹布擦净。

4．凡进入体内的器械、导管等必须达到灭菌标准；接触皮肤、黏膜的器械应达到消毒要求。

5．一次性的医疗用品使用后应统一回收，集中消毒处理。

（三）加强抗生素的合理使用

合理使用抗生素对 ICU 控制和治疗感染非常重要。认真落实抗菌药物临床合理使用的有关规定，严格执行抗生素临床使用原则。根据病原微生物检测结果合理选择抗生素，避免滥用抗生素导致细菌耐药的发生。医疗机构要建立和完善临床抗菌药物处方审核制度，正确指导临床合理使用抗生素。

（四）建立严格的监测报告制度

1．重点对 ICU 的年老体弱、婴幼儿、营养不良病人，使用免疫抑制剂和应用各种导管的病人进行感染监测。

2．定期对病人的致病菌检出情况和医护人员的带菌情况进行分析，并制定针对性的预防措施，降低感染的发生率。

3．建立 ICU 感染病人的登记报告制度，一旦发现，立即报告，严密监控。

（五）加强基础护理，预防感染（详见第六章）

第五节　重症监护中常见的伦理学问题

随着医学科学的发展，临床上对危重症病人的救治水平显著提高，使许多濒临死亡的病人得以挽回生命。但与此同时，由于 ICU 病人病情危重，护士常会面临许多伦理道德问题。如在对病人的照顾中如何权衡利害得失，如何保护病人的知情权、自主权，如何公正分配护理保健资源等。

一、伦理学的基本原则

护理伦理的基本原则最能体现护理伦理实践精神，具有统帅护理伦理准则，规范一切护理伦理行为的功能。

1．尊重原则　尊重的内容包括病人的自主权，知情同意权，隐私权和保密权。护士和病人所处的环境不同，尊重原则更强调护士对病人的尊重。因而，狭义的尊重原则是指护士应该尊重病人独立而平等的人格尊严；广义的尊重原则是指护士不仅要尊重病人的人格尊严，而且要尊重病人的自主权利。

2．不伤害原则　医疗护理行为对病人的伤害是客观存在的，不伤害原则的意义在于培养护士的责任心，养成敬畏生命，严谨做事的职业意识和职业作风。不伤害原则要求护士在为病人护理服务时，尽量避免病人的身心遭受伤害。重视病人利益，绝不能为了个人利益而滥用护理手段，杜绝责任伤害。护士必须具备扎实的专业知识和技能，避免或减少技术因素给病人造成的伤害。对一些有危险或对病人可能造成严重伤害的护理措施一定要认真仔细评估，慎重考虑，选择利益大于伤害的护理措施。

3．有利原则　护士始终要把病人的健康利益放在首位，并将其作为选择护理行为的首要标准。有利原则要求护士树立为病人利益服务的观念,既要关心病人的客观利益,又要关心病人的主观利益。为病人提供护理服务时要从多种方案中选择对病人最有利的方案,要将有利于病人、有利于他人和有利于社会相统一。

4. 公正原则 护士要在工作中坚持公平公正地对待病人,对不同种族、不同职业、不同社会地位、不同经济条件的病人要一视同仁,尊重和关心每一位病人,构建和谐的护患关系。公正原则还要求护士公平公正的分配卫生资源,在护理服务中把形式的公正和内容的公正有机统一起来,努力实现病人基本医疗和护理的平等。

二、常见的伦理学问题

重症监护技术为病人生命提供支持的同时也给病人带来了痛苦。ICU护士面临的伦理问题比普通科室复杂,在不同伦理原则产生冲突时,护士应该根据具体情况,综合分析,权衡各方面因素,选择最佳的伦理决策。

1. 尊重病人的伦理问题 对病人的尊重包括尊重病人的自主权,知情同意权,隐私权和保密权。ICU病人病情危重,随时都有可能进行抢救,为方便抢救往往未经病人同意就脱去病人的衣裤;治疗过程中有时为了防止病人活动影响治疗,护士会给病人使用约束带约束。这些都侵犯了病人的自主权和知情同意权。在很多操作中如导尿、灌肠、会阴部的冲洗等,护士操作过程中不注意遮挡,或者未经病人同意带实习人员观摩,就会涉及病人的隐私权。

2. 关怀病人的伦理问题 关怀伦理是以"关怀"为中心,突出情感的道德准则。人文关怀护理是整体护理的核心,要求护士能从病人的眼神、表情、言语和体态中了解他们的需求、痛苦和渴望,并能尊重病人尽力让病人得到满足。ICU病人病情变化快,病情复杂,实施抢救频率高,导致护士过多地关注病人的监测数据而忽视对病人的关怀。

3. 监护技术应用的伦理问题 ICU有创监测技术的应用也面临伦理问题,与有利和不伤害原则相冲突。例如,无创血压监测对病人不造成伤害、痛苦小、费用低,对病人是有益的。但在ICU为了获得更多信息,常使用有创血压监测。有创血压监测,除持续提供血压情况外,还可以通过插管抽取血液进行血生化检查,减少多次穿刺的痛苦。但此技术要进行动脉插管,费用高,还可能发生穿刺部位感染、空气栓塞等并发症。对病人会造成一定伤害。

4. 放弃治疗的伦理问题 放弃治疗是医生根据病人或病人家属的决定以及医学认定机构的科学诊断,对身患绝症没有治疗意义的濒死病人,终止维持其生命的医疗措施,使其自行死亡。对于一些危重症病人,只能维持其生命,无法根本性地改变其未来的生命质量,无法改变其生存会增加家庭和社会负担的结果。无论从人的生命内在价值,还是外在价值来看,他的生命已处于一种低价值或零价值、甚至是负价值的状态。在医学上,不惜一切代价去维持这种无价值或价值趋向于零的生命,实际只是拖延其死亡时间和死亡过程,增加病人的痛苦。面对这种情况放弃治疗是最合理的选择。但传统医疗准则规定,医疗的目的是保护人的生命,而放弃治疗是医疗的不作为,是不合法的。合理与不合法的选择常使医护人员处于两难境地。

5. 器官捐献的伦理问题 器官捐献是自然人生前自愿表示在死亡后,由其执行人将遗体的全部或部分器官捐献给医学事业的行为;以及生前未表示是否有捐献意愿的自然人死亡后,由其直系亲属将遗体的全部或部分捐献给医学事业的行为。人体器官捐献应当遵循

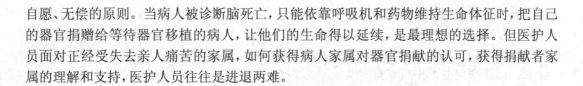

自愿、无偿的原则。当病人被诊断脑死亡,只能依靠呼吸机和药物维持生命体征时,把自己的器官捐赠给等待器官移植的病人,让他们的生命得以延续,是最理想的选择。但医护人员面对正经受失去亲人痛苦的家属,如何获得病人家属对器官捐献的认可,获得捐献者家属的理解和支持,医护人员往往是进退两难。

第六节　重症监护室护士的必备素质

素质是指个体完成工作活动与任务所具备的基本条件与潜在能力,是人所特有的一种实力。它的形成是一个长期反复的过程,是自我基础、环境和教育等多种因素共同作用的结果。

ICU 收治的都是危重症病人,病人病情复杂多变,危及生命的情况时有发生,因此,ICU护士必须具备以下素质。

一、道德素质

1. 必须具备爱岗敬业精神　首先必须热爱自己的岗位,热爱自己的护理专业。ICU护士经常处于连续紧张的抢救工作中,身心承受着超出常人的巨大负荷,因此,必须具备忘我工作、无私奉献,忠于 ICU 护理事业的职业精神。

2. 必须具备正确的人生观、价值观　必须做到对待病人一视同仁,不论病人种族、贫富、职业、社会地位及文化程度,护士都应认真、及时、准确、有效地完成各项护理工作。

3. 必须具备认真负责精神　ICU 病人病情危重,稍有不慎都有可能导致病人失去生命,因此,护士必须严格认真执行每项护理操作,严格遵守医疗护理常规,加强自身修养。

二、心理素质

1. 必须具备把控自己情绪的能力　护士的情绪变化能直接感染病人及其家属,不良情绪会给病人造成不良的影响,不利于疾病的治疗和康复。护士在工作中要善于把控自己情绪,不能喜怒无常,更不能把个人生活、工作中的烦恼迁怒于病人。

2. 必须具备遇事沉着冷静的能力　护士要有清晰敏捷的思维,要善于分析问题和解决问题,遇事不惊,处事不乱,针对病人不同病情能迅速制定出最佳护理方案。有顽强的品质和精诚协作的团队精神,能从容应对紧张复杂的工作局面,这样才能保证每个环节的救护工作有条不紊地衔接和开展。

3. 必须学会自我调节的能力　ICU 工作紧张复杂,护士心理经常处于紧张疲劳状态。因此,要学会自我调节,使自己保持最佳工作状态,用积极的情绪去影响和感染病人。

三、专业素质

1. 必须具备丰富的专业知识　ICU 护士除了要具有一般常用的护理知识外,还要有扎实的临床医学理论,熟悉常见危重疾病的发病原因、伴随症状、严重并发症以及治疗。掌握各种药物的使用方法及配伍禁忌。要有专业的心电图知识,能正确识别各种心律失常。

2. 必须具备精湛的护理技术　ICU 护士除掌握一般常用的护理操作技术外,还要能熟练掌握心、肺、脑、肝、肾等脏器功能的监测技术,能正确对监测参数和图像进行分析并做好记录;要熟练掌握各种监护仪器的使用及简单的维护;要能熟练使用各种急救技术和急救药物。

四、身体素质

ICU护理工作任务重,节奏快,体力消耗大。因此,护理人员一定要有强健的体格和充沛的体力,才能保证工作的顺利完成。

第七节　重症监护室护理文件的书写

ICU的监护和记录紧密相关,护理记录是护士根据医嘱和病人病情在监护期间进行护理工作的客观记录。真实、准确、及时、完整的护理记录,是护士对病人高度负责的具体体现,具有高度的科学性和法律效力。认真执行护理文件的书写要求,是每位ICU护士必须履行的岗位职责。护理文件包括入院护理评估单、重症监护记录单、体温单、一般护理记录单、医嘱单及与护理流程有关的其他记录单。本节主要介绍入院护理评估单和重症监护记录单的相关内容和书写要求。

一、入院护理评估单

(一)评估内容

1．一般资料　包括:病人姓名、性别、年龄、民族、入院时间、入院诊断、入院方式及药物过敏史等。

2．护理体检　包括:生命体征、一般身体状况及引流管的检查等。

3．生活状况　包括:自理能力、睡眠、饮食、大小便情况及安全需要等。

4．心理社会评估　包括:病人的情绪状态、对疾病的认识、费用支付、职业及婚姻状况等。

5．其他　包括:资料来源、收集资料的时间及通知医师的时间、评估护士签名等。

(二)评估要求

1．护士填写　日班由责任护士填写签字,夜班、节假日由值班护士填写签字。进修护士、试用期护士、实习护士及非本机构注册护士等均不能单独填写签字。

2．护士长签字　护士长检查和签字应在72小时内完成。

二、重症监护记录单

危重症病人护理记录单眉栏内容包括姓名、病区、科室、床号、住院号、页码等项目。主体内容包括记录的日期和时间、生命体征、呼吸系统、循环系统、神志、瞳孔等、各项监测数据、基础护理、病情观察、护理措施及效果、护士签名等。第2页备注栏内容应描述病人的简要病情,如手术病人的麻醉方式、手术方式、术中情况、术后病情、切口引流等。

危重症病人多存在多个器官的功能衰竭,监护记录应按系统、分器官进行,才能准确反映病人整体的功能情况。

(一)监护记录内容

主要包括以下系统的监测记录。

1．呼吸系统　包括:呼吸类型、频率、节律、深浅度,呼吸困难类型、程度,吸氧方式,氧流量和氧浓度,血气分析等各呼吸参数的监测结果。

2. 循环系统 包括：心电监护、血流动力学的监测结果，以及皮肤黏膜的状态等。

3. 中枢神经系统 包括：神志、瞳孔形态、大小及对光反应，躯体反射及肢体活动度等的观察结果。

4. 泌尿系统 包括：尿量、尿比重、尿颜色和血肌酐测定等监测结果。

5. 水、电解质及酸碱平衡 主要是记录病人的出、入液量。包括：①引流管是否通畅，引流方式和固定情况，引流液的颜色、性状、24 小时总量和单位时间引流量等；②饮食量、种类和进食方式等；③补液量、补液速度、补液种类、补液方式和补液通路是否通畅等。

6. 其他 包括：①基础护理的落实情况；②病人主诉及情感状态有无变化；③专科护理或特殊护理的情况。

（二）监护信息的获取途径

1. 病史询问 护士可通过询问病人或家属了解病人入住 ICU 前的病情及治疗情况。如果是外科手术后病人，可通过询问手术医师了解术中情况。

2. 密切观察

（1）观察监护仪的图像显示和数据：连续有效的动态观察，及时发现病人的病情变化，采取相应措施进行处理是重症监护的目的和工作重点。先进的监护设备可显示监测的生命体征数据，并反映多个重要器官的功能状态，如呼吸、心率、血压、心电、血氧饱和度等。

（2）临床观察：主要观察病人的意识，瞳孔，肢端颜色、温度、湿度等。

3. 体格检查 对于气管插管和使用呼吸机的病人，应注意检查两侧胸部是否对称，听诊两侧呼吸音是否相同，以此来判断气管插管的深度是否适宜，气囊是否漏气，同时还应注意保持人工气道的通畅和湿化。

4. 实验室检查 主要是通过对血液、体液标本的化验检查，来获取病人病情变化的信息。肾功能不全的病人，通过监测血生化结果可调节输入血液或液体量、补液速度和选择用药。行机械通气的病人应定时进行血气分析和血生化分析，以此来调节呼吸机参数。

（三）监护记录的特点

ICU 的监护记录有别于普通病室，其特点如下。

1. 有反映病人全身重要器官功能情况的完整记录。如对各项监测指标结果的记录和对治疗过程中用药情况的记录。

2. 有连续、动态反映病情的记录。ICU 的病人病情变化快，根据病情来确定监测记录时间和监测记录指标，是治疗病人的重要依据。一般要求 2 次记录间隔时间以 30 分钟至 1 小时为宜，对于重点监测的内容，监测记录的时间间隔应适当缩短。

3. 监护记录单多为表格式，可节约护士书写监护记录的时间，从而保证有充分的时间来观察和监护病人，并且记录指标一目了然。

4. 监护记录要有呼吸机参数、功能监测和血流动力学监测的各项指标。大多数 ICU 的病人需要依靠呼吸机维持呼吸功能，用多功能监护仪来监测循环功能。

（四）ICU 护理文件的书写要求

1. 书写记录的原则 应连续、动态的反映病情观察、护理、治疗措施及结果，做到观察记录及时、准确和完整。

2. 书写及管理要求

（1）书写记录应客观、真实、准确、及时、完整、连续，并签全名，要求签名工整、规范。

（2）书写应当使用蓝黑墨水，有特殊要求的除外。

（3）书写应当使用中文和医学术语、通用的外文缩写，无正式译名的症状、体征等可使用外文。

（4）书写字迹清晰工整，表达准确、语句通顺、标点正确。书写过程出现错字应用同色笔双横线画在错字上，并在右侧书写正确的内容，注明修改日期、签全名。不得用刮、粘、涂等方法掩盖。

（5）按规定格式和内容书写，各栏目填写齐全。

（6）实习护士、试用期护士所书写的记录，应当经本科室执业护士审查修改并签全名。

（7）护士长有定期审阅，检查、修改下级护士书写护理文件的责任，用红笔画双线于所修改的内容上，并书写正确的内容，注明修改日期，要保持原记录清晰可辨，签全名。

（8）因抢救病人未能及时书写记录时，当班护士应在抢救后 6 小时内据实补记，并加以注明。

（9）日期用公历年，时间用北京时间，24 小时制记录。计量单位用中华人民共和国法定计量单位。

危重症病人病情往往涉及多个脏器，病情变化快，记录内容多，但在记录的过程中要根据病人病情的特点，既要完整全面的做好监护记录，还要有选择地对最能反映病情变化的指标进行重点记录和分析。

（刘剑波）

自测题

一、单项选择题

1. ICU 的室温要求控制在（　　）

　A. 16～18℃　　　　　　B. 18～20℃　　　　　　C. 20～22℃

　D. 22～24℃　　　　　　E. 25～27℃

2. ICU 的室内湿度要求控制在（　　）

　A. 30%～40%　　　　　　B. 40%～50%　　　　　　C. 50%～60%

　D. 60%～70%　　　　　　E. 70%～80%

3. 重症监护室主要组成**不包括**（　　）

　A. 先进的监测仪器　　　　　　　　B. 先进的治疗设备

　C. 训练有素的医生、护士　　　　　D. 先进的治疗技术

　E. 危重症病人

4. 危重症病人的医院内感染常见的部位是（　　）

　A. 呼吸道　　　　　　　B. 消化道　　　　　　　C. 皮肤

　D. 血液　　　　　　　　E. 脑组织

5. 关于 ICU 医院内感染的控制描述**错误**的是（　　）

　A. 医护人员接触病人前后要严格正确洗手

　B. 地面、室内设施每天消毒处理 2 次

C. 一次性医疗用品使用后作消毒毁型处理

D. 进入体内的器械应达到消毒要求

E. 护士患有感冒时应暂停工作

二、问答题

1. 简述 ICU 的基本设备。

2. 简述 ICU 病人感染的好发部位及预防要点。

第三章　重症监护常用的护理技术

学习目标

1. 掌握心电监护仪、除颤仪、输液泵和血气监测技术的临床应用。
2. 熟悉无创呼吸机的临床应用。
3. 了解心电图机、有创呼吸机、亚低温治疗仪及连续性血液净化技术的临床应用。
4. 熟练掌握血气监测、心电监护仪、输液泵、除颤仪的应用。
5. 学会呼吸机、心电图机等使用护理。

第一节　常用监护仪器的临床应用

工作情景与任务

导入情景:

　　ICU护士接到值班医生通知,准备接收一名急性心肌梗死病人,根据病情,医嘱为:对病人进行心电、呼吸、血氧饱和度、无创血压监测。

工作任务:

1. 使用多功能监护仪监测病人的各项指征。
2. 通过多功能监护仪显示的参数分析病人病情。

一、多功能监护仪的临床应用

　　多功能监护仪是临床常见的用于疾病诊断和监测的高科技医疗仪器(文末彩图3-1)。可连续监测心电图、呼吸、血压、脉搏和血氧饱和度等重要参数。多功能监护仪除能实时显示各参数的监测数据外,还可自动报警,并具有信息储存、回放及传输功能;可对心律失常进行自动分析。通过中央监护系统将病区多台监护仪联网可同时监测多个病人。因此,多功能监护仪可将危重症病人的信息及时、准确地报告医护人员,使医护人员能及时、准确掌握病人的病情变化。为临床诊断及救治提供重要的参考指标。是ICU必备的监测仪器之一。

(一)适应证

1. 各种危重症病人和抢救病人的监护。
2. 手术中或手术后病人的监护。

3．心脏起搏器植入术术前、术后病人心率的监护及起搏效果观察。

（二）临床应用

1．心电监测 包括心电图监测和心率监测。

（1）操作步骤

1）将导联线与监护仪的心电监测模块连接。

2）将电极安放在前胸壁上，常用5导联法，具体位置为：右上（RA）在胸骨右缘锁骨中线第1肋间；右下（RL）在右锁骨中线剑突水平处；中间（C）在胸骨左缘第4肋间；左上（LA）在胸骨左缘锁骨中线第1肋间；左下（LL）在左锁骨中线剑突水平处。有时也用3导联法，电极片安放位置：左上（LA）在左锁骨中线下；右上（RA）在右锁骨中线下；左下（LL）在左锁骨中线第6、7肋间。应尽量将电极安放在肌肉柔软部位，以保证信号质量。安放电极之前须用电极表面所附带的砂纸磨去局部皮肤角质层，必要时用乙醇清洗，体毛多者须剔除，以减少电阻，降低干扰。

3）电极安放妥当后，将导联线按标示与相应位置电极连接。

4）打开电源开关，启动监护仪，进行心电监测。

（2）临床意义

1）心电图监测的临床意义：①及时发现和诊断致命性心律失常及其先兆；②指导临床抗心律失常治疗；③指导其他可能影响心电活动的治疗；④通过心电图监测结果，间接判断电解质紊乱并及时处理；⑤协助涉及临床心电活动的研究工作；⑥手术监护；⑦判断人工心脏起搏情况。

2）心率监测的临床意义：①判断心排血量；②判断是否有进行性心率减慢；③休克指数的计算；④估计心肌耗氧，心率的快慢与心肌耗氧大小呈正相关。正常值应小于12 000，若大于12 000提示心肌氧耗增加。

知识链接

休克指数

休克指数＝心率/收缩压（mmHg）

血容量正常时，休克指数应等于0.54±0.02。休克指数等于1时，失血量占血容量的20%～30%，休克指数大于1时，提示失血量占血容量的30%～50%。

（3）护理措施：①若存在规则的心房活动，则应选择P波显示良好的导联；②选择QRS振幅应>0.5mV的导联，以便能触发心率计数；③放置电极时避开电除颤电极板放置位置，以备应急使用；④避免各种干扰所致的误差，如：肌电、电磁等干扰；⑤每日更换电极，防止干扰及皮肤受损；⑥对安置心脏起搏器者，电极安放应避开起搏器。

2．呼吸监测 多功能监护仪的呼吸监测大多采用胸阻抗法，即通过一组监测电极将微弱的探测电流（0.5～5mA）输入体内，根据呼吸时胸廓大小的改变引起两电极间电阻抗的变化来监测呼吸频率和呼吸模式。

（1）操作步骤 同心电监测。

（2）临床意义

1）正常的呼吸：正常呼吸模式表现为呼吸规律、平稳，偶尔出现叹息呼吸。正常成年人安静状态下，呼吸频率（RR）为16～20次/分。小儿随年龄减少呼吸频率增快，1岁时呼吸频率为 25 次 / 分,新生儿为 40 次 / 分。

2)异常的呼吸:在病理情况下,呼吸频率和模式发生改变,出现异常呼吸。①成人呼吸频率超过 24 次 / 分,称为呼吸过快,见于缺氧、疼痛、剧烈活动、酸中毒、心功能不全、发热和中枢神经系统受损等;呼吸频率低于 12 次 / 分,称为呼吸过慢,见于麻醉状态、药物中毒和颅内高压等;②临床常见的异常呼吸模式(表 3-1)。

表 3-1 常见异常呼吸模式

名称	临床意义
潮式呼吸	见于中枢神经损害、糖尿病昏迷、中毒和充血性心力衰竭等
间停呼吸	见于脑膜炎和尿毒症等
深大呼吸	见于糖尿病酮症酸中毒和其他导致酸中毒的疾病
长吸呼吸	见于脑栓塞、脑出血等

3. 血压监测 血压监测分无创和有创两种方法。

(1)无创血压监测

1)操作步骤:①根据病人臂围大小,选择合适袖带;②将袖带测压管与监护仪无创血压模块连接;③将袖带缠于上臂,袖带气囊中间部位正好压住肱动脉,气囊下缘应在肘弯上 2.5cm,必须做到平服紧贴;④该血压计采用振动法进行血压测量。通过充气泵向袖带充气,直至完全阻断动脉血流,然后逐渐放气,随袖带内压力逐渐降低,动脉由完全阻断到逐渐开放,至完全开放,在此过程中,动脉壁搏动将使袖带内气体产生振动,此振动与动脉收缩压和舒张压存在一定对应关系,通过测量、记录和分析放气过程中袖带内压力振动波即可获得测量部位血压。

2)护理措施:①血压常受多种因素的影响,故观察病人血压波动时要注意病人的情绪、体位、运动以及周围环境是否安静等因素;②每次测量时应将袖带内残余气体排尽,以免影响测量结果;③选择合适的袖带,袖带过宽可致血压偏低,袖带过窄可致血压偏高;④无创血压监测不能与血氧饱和度监测在同一肢体上进行;⑤对于血容量不足或严重的心律失常、心力衰竭病人,无创测压不能准确反映其血压水平,应选用有创测压进行监测;⑥持续监测血压者,应注意更换肢体,避免袖带长时间于一侧肢体反复充气,压迫其血管、神经,造成肢体麻木、静脉回流受阻、肢体肿胀等不良反应。

(2)有创血压监测:有创血压监测系统由压力传感器、传感器帽、测压导管、三通开关、加压冲洗装置等 5 部分组成(图 3-2)。

1)操作步骤:①将压力传感器与监护仪上有创血压监测模块连接;②取软包装生理盐水加入少量肝素,置于加压气袋中;③根据监测需要留置中心静脉导管、漂浮导管或动脉测压管;④将测压管充满生理盐水,通过三通开关与传感器连接;

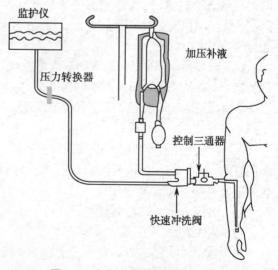

图 3-2 有创血压监测系统示意图

⑤将冲洗管与三通开关的充气孔连接，向加压气袋充气，转动三通开关使冲洗管与测压管相通，按压传感器上冲洗阀进行导管冲洗；⑥压力传感器应安置于与病人心脏相同高度位置，对压力传感器进行"0"点调整；⑦打开测压管与传感器之间的三通开关，进行压力测定。

2）护理措施：①每次测压前应调试监护仪零点，先将换能器充满生理盐水，排尽空气，然后使三通与大气相通，当监护仪数字显示为"0"时，立即转动三通，使之与大气隔绝而与动脉插管相通，此时监护仪可显示压力波形与数值；②用肝素稀释液间断或持续冲洗测压管，以防凝管，当压力波形异常时，应及时查找原因，管道内有凝血而发生部分堵塞时，应抽出凝血块加以疏通，切不可用力向血管内推送，以免造成血栓栓塞，如果不能疏通，应予拔除，必要时重新置管；③执行留取血标本、测压和冲洗管道等操作时，应严格遵守无菌操作原则。定时消毒穿刺部位，防止污染，加强临床监测，有感染征象时应及时寻找原因，必要时作细菌培养，置管时间一般不宜超过 7 天，一旦确定感染应立即拔除插管；④在调试"0"点、测压和抽取血标本等操作过程中，严防气体进入管道造成空气栓塞；⑤严密观察动脉穿刺部位远端皮肤的颜色与温度，发现有缺血征象，如肤色苍白、发凉、疼痛感等，应立即拔管；⑥穿刺针与测压管应固定牢固，防止脱落出血，尤其当病人躁动时，应严防动脉插管被其自行拔出。固定置管肢体时，切勿行环形包扎或包扎过紧；⑦血压计测压与动脉插管测压常有一定的误差，一般情况相差 ±10mmHg，测压前和测压中必须定时用血压计测量病人上肢血压并与动脉插管测压值对照，以便及时发现异常情况；⑧穿刺失败及拔管后要有效压迫止血，尤其对应用抗凝药的病人，压迫止血应在 5 分钟以上，并用宽胶布加压覆盖或使用动脉加压止血器加压（图 3-3）。

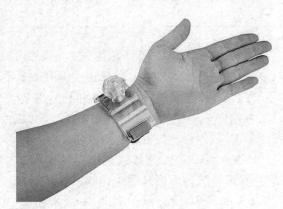

图 3-3 动脉加压止血器

4. 血氧饱和度监测 血氧饱和度（SpO_2）是指氧合血红蛋白与总血红蛋白的比值。

（1）操作步骤

1）将 SpO_2 探头与 SpO_2 监测模块连接。

2）在选定部位安置 SpO_2 探头。临床上一般采用手指、脚趾、耳垂等具有动脉血流而组织厚度较薄的部位安放电极。成人多用指夹法，应将电极有光源一面放置于病人指（趾）甲背面，如果病人末梢循环较差时可选用耳垂法；小儿监测时多采用耳垂法。

3）打开电源开关，监护仪自动显示 SpO_2 及脉率数值，同时显示测量部位小动脉内的血流容积波形。

（2）正常值及临床意义：SpO_2 正常值为 96%～100%。临床上 SpO_2 与 PaO_2 有显著的相关性，在重症监护方面应用广泛，常用于监测呼吸暂停、发绀和缺氧的严重程度。

（3）护理措施：①观察监测结果，发现异常及时报告医师；②病人发生休克、体温过低、贫血、使用血管活性药物及周围环境光照太强、电磁干扰、涂抹指甲油等均可以影响监测结果，应尽可能避免上述影响因素；③避免温度影响，病人体温过低时，SpO_2 读数偏低或不显示，应采取保暖措施；④观察病人局部皮肤及指（趾）甲情况，定时更换传感器位置；⑤确保

SpO_2监测探头与病人连接良好，使传感器光源对准甲床。

5. 体温监测　常进行中心温度和体表温度的监测。

（1）中心温度监测：临床常用的中心温度有直肠温度、食管温度、鼓膜温度及鼻咽温度。各个部位的温度检测方法、用途、优缺点见表3-2。

表3-2　临床常用测量中心温度的比较

名称	探头位置	反映温度	用途	缺点	优点
直肠温度	2～3cm（小儿） 6～10cm（成人）	主要反映腹腔脏器温度	测量中心温度	易受粪便影响，且当温度迅速改变时反应较慢	方便易测
食管温度	食管的下1/3	心脏或主动脉血液温度	人工降温、复温的温度监测	不易测量	反应迅速
鼓膜温度	外耳道内鼓膜处	反映流经脑部血流的温度	测量中心及脑部血液温度	易受大气温度的影响	测量中心温度最准确
鼻咽温度	鼻咽部或鼻腔顶部	反映脑部温度	同鼓膜温度	易损伤黏膜而鼻出血	准确性较高

（2）体表温度：①腋下测温：腋下是常用的体温监测部位，腋下温度一般比口腔温度低0.3～0.5℃，因口腔温度在临床应用上有诸多不便，多被腋下温度代替；②平均皮肤温度：皮肤温度能反映末梢循环状态，可用4点法，即平均皮肤温度=0.3（胸部温度＋上臂温度）+0.2（大腿温度＋小腿温度），通过临床观察，大腿内侧皮肤温度与平均皮肤温度非常接近，故现常规将皮肤温度探头置于大腿内侧。

（3）临床意义：连续监测中心温度与体表温度，可了解外周循环灌注是否减少或改善。当病人严重休克时，温差增大，如采取抗休克措施有效后，温差减小，则提示病情好转，外周循环改善。故温差的进行性变化是判断病情良恶发展的指标之一。

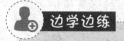
边学边练

实训一　多功能监护仪与输液泵的应用

二、心电图机的临床应用

心电图机是从体表记录心脏每一心动周期所产生电活动变化的曲线图形的仪器。其所描记的曲线图形称为心电图（electrocardiogram，ECG）。心电图机是临床上常用的诊断工具之一。目前我国医院通常采用3导联、12导联或18导联心电图机。

（一）适应证

1. 心脏本身疾病　如心肌缺血、心肌梗死、填塞性心包炎等。

2. 心律失常　如窦性心律失常、期前收缩、房室传导阻滞等。

3. 判断药物对心脏的影响　如洋地黄、奎尼丁、胺碘酮等。

4. 判断水与电解质紊乱　如高钾血症、低钾血症、高钙血症或低钙血症。

（二）临床应用

1. 基本结构　心电图机的基本结构由主机、控制面板、记录装置、配件部分（导联线、肢电极、胸电极、电源线、地线等）4部分组成。（图3-4）

2. 操作步骤

(1) 操作前准备

1) 向清醒病人解释操作目的，取得配合。协助病人取仰卧位，解开病人上衣，嘱病人平静呼吸，放松肢体，必要时清洁皮肤和备皮。

2) 连接地线和导联线，将心电图机与地线接口连接，导联线与心电图机相连。

3) 打开主机，接通主机电源，电源指示灯亮，仪器预热 3～5 分钟。

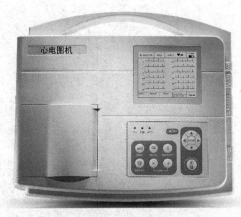

图 3-4　心电图机

(2) 操作方法

1) 安放导联电极：临床上主要有 12 导联和 18 导联心电图。12 导联心电图为 3 个标准肢体导联 I、II、III，3 个加压单极肢体导联 aVR、aVL 和 aVF，6 个胸导联 V_1、V_2、V_3、V_4、V_5、V_6。18 导联心电图是在 12 导联心电图基础上增加了 6 个胸导联 V_{3R}、V_{4R}、V_{5R}、V_7、V_8、V_9。各导联须严格按规定正确安放。各导联安放位置及注意事项见《健康评估》有关章节。

2) 开始检测：从"准备"转入"检测"，检查描笔位置；按 1mV 定标电压键，检查方波振幅。为减少肌电和交流电干扰，应选择滤波状态。选择导联，描记心电图。描记的顺序是：I、II、III、aVR、aVL、aVF、V_1、V_2、V_3、V_4、V_5、V_6 导联。一般每个导联分别记录 3～6 个完整的心动周期。当用手动方式记录心电图时，每次切换导联后，须待基线稳定后再启动记录纸。检查完毕，关闭电源，小心移开导联线，取下所记录心电图，标记姓名、年龄、检查日期和时间、导联名称，以免发生错误。擦干净病人胸前导电糊，协助病人穿衣；整理床单位和用物。

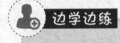

边学边练

实训二　心电图机的应用

3. 护理措施

(1) 做好病人心理护理，说明操作的必要性，消除紧张心理，取得病人配合。

(2) 尽量避免不必要的干扰因素，如电磁干扰、病人紧张导致肌电干扰等。

(3) 为减少电极与皮肤的空隙，增加导电性能，应直接使用导电膏涂抹放置电极部位的皮肤，避免用棉签蘸生理盐水或乙醇来代替导电膏。涂导电膏时应根据导联放置位置逐个涂抹，相互分开，不可涂成一片，避免短路。

(4) 为了能在平卧时描记 V_7、V_8、V_9 等，安放背部的胸壁电极时，最好采用扁平吸盘电极或临床上常用的一次性监护电极。

(5) 心电图只反映实时的心电变化，当心电图波形与病人的病情特征不相符时，应选择动态心电图，药物、运动心电图实验，超声心动图等其他检查方法来帮助诊断。

4. 常见异常心电图

(1) 阵发性室上性心动过速：心电图表现为：①心率 150～250 次／分，节律整齐；②QRS 波群形态、时限正常（伴室内差异性传导或束支传导阻滞时，时限增大）（图 3-5）。

(2) 心房颤动：是一种十分常见的心律失常，心电图表现：①P 波消失，代之以大小、形态、间隔绝对不规则的心房颤动波（f 波），其频率为 350～600 次／分；②心室率极不规则，QRS 波群形态通常正常，心室率过快时，可出现室内差异性传导，QRS 波群增宽（图 3-6）。

27

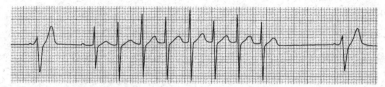

图 3-5 阵发性室上性心动过速

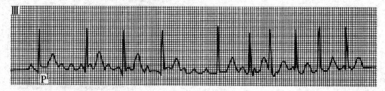

图 3-6 心房颤动

（3）室性期前收缩：是临床最常见的心律失常之一。心电图表现为：①提前出现宽大畸形的 QRS-T 波群，时限>0.12s，波群前无相关的 P 波；② T 波方向与 QRS 波群的主波方向相反；③完全性的代偿间歇；④室性期前收缩可孤立或规律出现，可表现为偶发期前收缩、二联律、三联律，若出现连续三个或以上室性期前收缩称室性心动过速（图 3-7）。

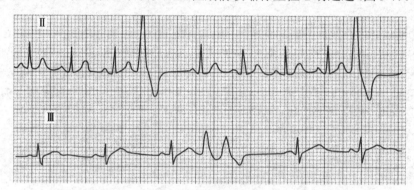

图 3-7 室性期前收缩

（4）室性心动过速：简称室速。多发生于严重的器质性心脏病病人，心电图表现为：①连续出现的 3 个或 3 个以上的室性期前收缩；② QRS 波群宽大畸形，时限>0.12s；③ T 波方向与 QRS 波群的主波方向相反；④心室率多为 100～250 次 / 分；⑤ P 波与 QRS 波无固定关系，形成房室分离；⑥可出现心室夺获和室性融合波（室速发作时个别室上性冲动可下传心室，在 P 波之后，提前发生一次正常的 QRS 波群，称心室夺获）（图 3-8）。

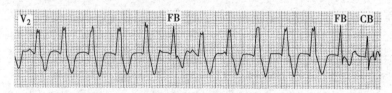

图 3-8 室性心动过速

（5）心室扑动与心室颤动：是最严重的心律失常，常为危重症病人死亡的原因。心电图表现为：①扑动波呈正弦图形，波幅大而规则，频率 150～300 次 / 分；②颤动波的波形、振幅及频率均极不规则，无法辨认各波群及波段（图 3-9）。

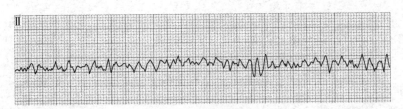

图 3-9　心室颤动

（6）房室传导阻滞：是指房室交界区脱离了不应期后，心房冲动下传心室延迟或不能传导。心电图表现为：①一度房室传导阻滞：每个冲动都能传至心室，但 PR 间期大于 0.20s。②二度房室传导阻滞分为莫氏Ⅰ型和Ⅱ型，Ⅰ型表现为 PR 间期逐渐延长，直至一个 P 波不能下传至心室，相邻 P-R 间期逐渐缩短，包含受阻 P 波在内的 R-R 间期，小于正常窦性 P-P 间期的两倍；Ⅱ型表现为 P-R 间期固定不变，P 波突然不能下传，随之一个 QRS 波群脱落，房室之间可以呈比例传导如 3∶2、2∶1、3∶1（图 3-10）。③三度房室传导阻滞：表现为心房、心室各自搏动，所有 P 波均不能下传，心室率由阻滞部位以下的节律点控制。QRS 波群形态由起搏点的位置决定，如来自房室束分支以上，形态正常；如在房室束分支以下，则 QRS 波群宽大畸形，P 波频率大于 QRS 波频率（图 3-11）。

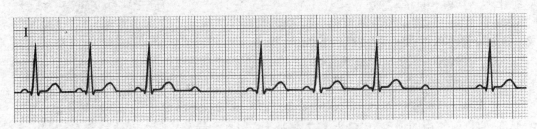

图 3-10　二度房室传导阻滞Ⅱ型

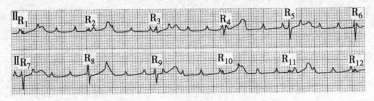

图 3-11　三度房室传导阻滞

第二节　常用治疗仪器的临床应用

　工作情景与任务

导入情景：

　　小陈值夜班时，有一 68 岁男病人，体重 65kg，因"吸入性肺炎呼吸困难加重，意识模糊"收入 ICU 治疗。查体：病人意识模糊，口唇发绀，呼吸困难，呼吸 35 次 / 分，SpO_2 85%，ECG

示窦性心律,心率 125 次 / 分,血压 85/46mmHg,查血气 pH 7.30,PaO_2 58mmHg,$PaCO_2$ 50mmHg,医嘱准备机械通气治疗。

工作任务:

1. 正确使用呼吸机。

2. 对使用呼吸机的病人进行护理。

一、有创呼吸机的临床应用

根据呼吸机与病人的连接方式不同,可分为有创呼吸机与无创呼吸机两类。有创呼吸机须利用人工气道(气管插管、气管切开等)对病人进行辅助通气。现代多功能呼吸机基本结构由供气、呼气、控制、监测系统和辅助装置等五部分组成(图 3-12)。

(一)适应证和禁忌证

1. 适应证 各种原因引起的急性呼吸衰竭;慢性呼吸衰竭急性加剧;外科手术术中术后通气支持;呼吸功能不全者行纤维支气管镜检查,颈部和气管手术等。

2. 禁忌证 大咯血或严重误吸引起的窒息;急性心力衰竭;低血容量性休克未纠正;支气管异物。

(二)有创呼吸机通气的基本模式

1. 持续指令通气

(1)机械控制通气(controlled mechanical ventilation,CMV):为目前常用的通气方式,与自主呼吸无关,通气量及其方式均由呼吸机决定,病人不能自行切换,包括容量控制通气和压力控制通气。容量控制通气即潮气量、呼吸频率和呼吸比完全由呼吸机控制;压力控制通气即由呼吸机控制的吸气期正压,呼气期压力降为零,从而产生吸气和呼气。

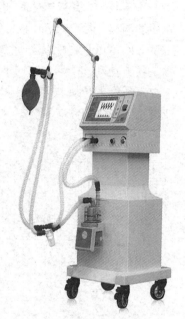

图 3-12 有创呼吸机

(2)辅助通气(assisted ventilation,AMV):由病人自主呼吸触发,呼吸频率和呼吸比随自主呼吸变化,通气量(或压力)、吸气时间由呼吸机决定。包括容量辅助通气和压力辅助通气。

(3)辅助 - 控制通气(assist/control ventilation,A/CV):是上述两种通气方式的结合,当自主呼吸频率超过预设呼吸频率时,则为辅助通气;当自主呼吸频率等于或低于预设呼吸频率时,则为控制通气。预设呼吸频率起到"安全阀"的作用。

2. 同步间歇指令通气(synchronized intermittent mandatory ventilation,SIMV) 自主呼吸与控制通气相结合呼吸模式。在自主呼吸的时候,呼吸机根据预设的参数给予病人间歇性通气支持。可与病人自主呼吸同步,减少病人与呼吸机的对抗,降低对血流动力学的影响;通过设定控制频率和潮气量确保最低分钟通气量;通过调整预设的频率改变呼吸支持的水平,从完全支持到部分支持,减轻呼吸肌萎缩;用于长期带机病人的撤机。

3. 压力支持通气(pressure support ventilation,PSV) 呼吸机给予一定的压力辅助,病人自主呼吸触发和维持吸气过程。潮气量、呼吸频率受自主呼吸能力的影响,在自主呼吸时,病人吸气一开始,呼吸机即予一恒定压力帮助病人吸气,以克服气道阻力及扩张肺。常用于ARDS病人以及脱机时的模式之一。

4. 呼气末正压(positive end expiratory pressure,PEEP)通气 在呼吸机进行通气支持时,通过呼气活瓣在呼吸膜使气道保持一定的正压。防止肺泡早期闭合,减少肺内渗出,增加功能残气量,利于氧合,呼气末小气道开放,利于二氧化碳排出。适用于常规给氧无效的低氧血症[如急性呼吸窘迫综合征(ARDS)];肺炎;肺水肿;慢性阻塞性肺病(COPD)病人;大手术后预防、治疗肺不张等。

5. 持续气道内正压(continuous positive airway pressure,CPAP)通气 在自主呼吸时,呼吸机为病人提供一个持续的高速正压气流,流速超过病人吸气流速,可使吸气相、呼气相气道内保持一定的正压。适用于ARDS、肺水肿病人。

6. 适应性支持通气(adaptive support ventilation,ASV) 通过连续监测病人的动态顺应性和呼气时间常数,结合容积和压力两种控制模式优点的全自动通气模式。可自动调整机械通气频率、吸气压力、吸气时间和呼气时间,使病人始终处于最佳的呼吸状态。

7. 容量支持通气(volume support ventilation,VSV) 是指病人在自主呼吸的条件下,吸气即触发(启动)呼吸机送气,呼吸机根据病人的气道阻力、肺顺应性、呼吸频率、潮气量等信息自动调节下一次送气支持压力,以达到实际通气量不变或恒定的目的。适用于自主呼吸存在,但仍需辅助病人;需要撤机过渡病人;潮气量不稳定的高碳酸血症病人等。

8. 压力调节容量控制通气(pressure regulated volume control,PRVC) 在确保预设潮气量的基础上,呼吸机自动连续测定胸廓/肺顺应性及容积/压力关系,回馈调节下一次通气的吸气水平。适用于无自主呼吸;肺脏各部分时间常数明显不同;气道阻力增高;吸入潮气量接近肺活量;PEEP>15cmH$_2$O;需应用PRCV且又须潮气量恒定病人。

9. 双水平气道正压通气(bilevel positive airway pressure,BiPAP) 在自主呼吸的吸气相和呼气相分别施加不同压力,即气道正压吸气(inspiratory positive airway pressure,IPAP)和气道正压呼气(expiratory positive airway pressure,EPAP)。IPAP用于增加肺泡通气、降低呼吸功和促进二氧化碳排出,EPAP相当于PEEP,增加功能残气量、改善氧合。

原则上讲,没有一种适用于所有病人和所有疾病的"万能"通气模式,应根据病人具体情况选择合理的通气模式。

(三)临床应用

1. 操作步骤

(1)建立人工气道 紧急时采用简便易行的经口气管插管或用面罩先给病人充分供氧,待缺氧有所缓解后,再考虑建立能维持较长时间的人工气道。

(2)作好病人心理准备及用物准备。

(3)连接好一次性或已消毒的管道及模拟肺,向湿化器罐内注入适量无菌蒸馏水,使液面在上下标记线之间,调节湿化器温度,并预设吸气气流温度在32～36℃。外部呼吸管路的连接示意图如下:

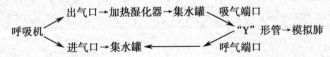

(4)接通电源和气源后试机。

(5)根据病人的病情和体重调节呼吸机各项参数,并设定报警值。

（6）检查呼吸机的气路系统是否漏气、控制通气模式是否正常、各参数是否准确可靠、报警系统是否完好等。

（7）取下模拟肺，将呼吸机管道与病人人工气道相接。

（8）使用呼吸机30～60分钟后行血气分析，根据结果重新调节各参数。

2. 有创呼吸机的使用与调节

（1）确定通气模式：根据不同的呼吸类型及呼吸时相变化来决定通气模式。

（2）设置参数

1）呼吸频率（RR）：呼吸频率的选择应根据分钟通气量、目标 $PaCO_2$ 水平进行，一般成人通常设定为12～20次/分，儿童15～25次/分；婴儿、新生儿25～35次/分。

2）潮气量（tidal volume，VT）：潮气量的选择通常依据体重进行，应保证足够的气体交换及病人的舒适度。一般选择5～12ml/kg。

3）吸气时间及吸/呼比：通常设置吸气时间为0.8～1.2s，或吸呼比为1:1.5～2.0。

4）通气压力：通气压力的选择常由肺顺应性、气道通畅程度、潮气量大小及吸气流速等因素决定。以最低通气压力获得适当潮气量，同时不影响循环功能为原则。气道压力（Paw）成人一般维持在15～20cmH$_2$O和小儿12～15cmH$_2$O。

5）吸入氧浓度（FiO$_2$）：机械通气的初始阶段，可给高 FiO$_2$（100%），以迅速纠正严重缺氧，以后依据目标 PaO$_2$、PEEP 水平、MAP 水平和血流动力学状态，酌情降低 FiO$_2$ 至50%以下。长时间通气不超过50%～60%。

6）触发灵敏度：一般情况下，压力触发灵敏度为 -1.5～-0.5cmH$_2$O，流速触发灵敏度2～5L/min，合适的触发灵敏度设置可使病人更舒适，促进人-机协调。

7）峰值流速：理想的峰流速应能满足病人吸气峰流速的需要，成人常用的流速设置在40～60L/min 之间。

8）温度及湿化调节：温度一般设置为32～36℃，过低或过高将会加速细菌生长或气道烫伤；每日湿化液需要量为350～500ml，不足将会导致呼吸道分泌物干结，引起肺部感染等。

（3）设置报警界限及气道安全阀：不同呼吸机的报警参数不同，参照说明书进行调节。气道压安全阀或压力限制一般设置在维持正压通气峰压上下限5～10cmH$_2$O。

（4）动态观察0.5～1小时后依血气分析结果调整参数（表3-3）。

表3-3 血气分析结果和各项参数调节

血气变化	呼吸参数调节
$PaCO_2$ 过高，PaO_2 变化不大	V$_T$ ↑，RR ↑，Paw ↓
$PaCO_2$ 过低	V$_T$ ↓，RR ↓，Paw ↓
$PaCO_2$ 过高	V$_T$ ↑，RR ↑，PEEP ↓
PaO_2 过低	FiO$_2$ ↑，PEEP ↑，吸气时间↑，加用 EIP
$PaCO_2$ 过高 +PaO_2 过低	V$_T$ ↑，RR ↑，PEEP ↑，吸气时间↑，FiO$_2$ ↑
$PaCO_2$ 过高 +PaO_2 正常	V$_T$ ↑，RR ↑，Paw ↑，PEEP ↓

（四）护理措施

1. 严密观察病情变化　呼吸机治疗的病人应专人护理，除密切观察病人神智、生命体征和治疗反应外，重点观察呼吸情况，包括呼吸频率、幅度、呼吸肌运动、有无呼吸困难、自主呼吸与呼吸机的协调等。定时监测血气分析,结合病人的临床表现和通气指标判断治疗效果(表3-4)。

表3-4 机械通气效果的判断

观察指标	通气好转	通气不足
神志	稳定且逐渐好转	逐渐恶化
血压、脉搏	稳定	波动明显
胸廓起伏	平稳起伏	不明显或呼吸困难
末梢循环	口唇、肢端温暖、红润	有发绀征象或面部潮红
血气分析	正常	$PaO_2 \downarrow$、$pH \downarrow$、$PaCO_2 \uparrow$
潮气量和分钟通气量	正常	降低
人机协调	协调	不协调或出现对抗

2. 加强呼吸道管理 对气管插管或气管切开病人,应加强导管护理,及时清除呼吸道分泌物,特别应做好呼吸道湿化,防止痰液干涸,保持气道通畅。

(1)认真做好呼吸道湿化,常用的呼吸道湿化方法:加热蒸汽加温加湿法、呼吸道内直接滴注加湿法等。常用呼吸道湿化的方法见表3-5。其中加热蒸汽加温加湿法是临床常用的方法。

表3-5 常用呼吸道湿化方法

方法	原理	优点	缺点	适用对象
加热蒸汽加温加湿法	将无菌水加热,产生水蒸气,与吸入气体进行混合	可控制吸入气体温度和湿度	需专门加热湿化罐	所有病人
呼吸道内直接滴注加湿	直接向呼吸道内持续或间断滴入湿化液	简单易行,价廉	易引起呛咳、细菌可能向深部转移等	气管插管或切开病人,目前临床应用较少
雾化加湿	利用高速氧气、空气或超声发生器将湿化液变为雾状,随吸入气体一起进入气道	形成的雾滴微粒小,可达细末支气管和肺泡	需特殊雾化装置,对吸入气体基本无加温作用	所有病人
水气接触加湿	氧气通过筛孔后形成小气泡,可增加氧气和水的接触面积,从而提高吸入气体湿度	简单易行,价廉	湿化效果差,无加温作用	所有病人

(2)正确判定呼吸道湿化效果:①湿化满意表现为痰液稀薄,可顺利吸引出或咳出,导管内无痰栓,呼吸通畅,病人安静;②湿化过度表现为痰液过渡稀薄,需不断吸引,听诊呼吸道内痰鸣音多,病人频繁呛咳,烦躁不安,人-机对抗,可出现缺氧性发绀、血氧饱和度下降及心率、血压等改变;③湿化不足表现为痰液黏稠,不易引出或咳出,听诊呼吸道内有痰鸣音,导管内可形成痰痂,可出现突然的吸气性呼吸困难、烦躁、发绀及血氧饱和度下降等。

(3)及时行气管内吸痰:①吸痰的指征:痰液潴留在人工气道内、口腔或鼻腔,闻及痰鸣音,病人烦躁不安、呼吸频率加快,病人要求吸痰,呼吸机气道峰压增加,咳嗽、血氧饱和度下降;②有效吸痰的表现,呼吸音改善,气道峰值压力降低,潮气量增加,SpO_2、SaO_2改善。

3. 生活护理　见第六章第二节。

4. 心理护理　向病人说明呼吸机治疗的目的、需要配合的方法等。但因病人进行机械通气,不能进行言语交流,可通过手势、摇头或点头、闭眼或睁眼等方法进行交流。操作应轻柔,增强病人的舒适感。长期使用呼吸机的病人可产生呼吸机依赖,要教育病人加强自主呼吸锻炼,争取早日脱机。

5. 处理人 - 机对抗　呼吸机与自主呼吸不协调的危害性很大,可增加呼吸功、加重循环负担和低氧血症,严重时可危及病人生命。

(1) 临床表现:潮气量很不稳定,忽大忽小;呼出二氧化碳监测,二氧化碳波形可出现"箭毒"样切迹,严重时出现"冰山"样改变;不明原因的低压报警、高压报警或气道压力表指针摆动;清醒病人可出现躁动,不耐受。

(2) 常见原因:①病人因素:治疗早期病人不配合,治疗过程中出现病情变化,使其耗氧量加大或体位改变等因素均可造成人 - 机对抗;②呼吸机因素:呼吸机同步性能不好、同步功能的触发灵敏度装置故障或管道漏气等也可导致人机对抗。

(3) 处理措施:首先脱开呼吸机(但气道高压的病人慎用),并用简易呼吸器辅助通气;同时检查呼吸机问题及病人气道的阻力。若是呼吸机故障应立即排除;若为病人的原因,应仔细检查有无气道阻塞、气胸等,并注意检查有无全身异常及其原因,及时进行处理。如呼吸机与自主呼吸不协调的原因去除后仍不协调,可考虑更换气道导管或套管;必要时可遵医嘱采用抑制自主呼吸的药物,以减少呼吸机对抗的危害,但要注意药物的副作用,如抑制排痰、膈肌上抬、低血压等。

6. 撤机问题　美国重症护理学会把撤机分成三个阶段:撤机前阶段、撤机过程阶段、撤机结果。

(1) 撤机前阶段

1) 为顺利撤机,护士应鼓励病人自主呼吸,恢复呼吸肌力量,树立自主呼吸的信心。

2) 告知病人撤机的条件已具备,让病人作好充分的心理准备。

3) 向病人保证进行严密观察,一旦出现呼吸窘迫将立即行人工通气,以确保足够的供氧。

(2) 撤机过程阶段

1) 呼吸状况评估:病人呼吸功能基本正常。例如:呼吸频率<25 次 / 分,自主呼吸潮气量>5ml/kg,最大吸气压>−20cmH$_2$O,咳嗽和吞咽反射较好,血气分析值均正常,吸入氧浓度<40% 等。

2) 循环状况评估:病人循环功能正常。如血压、脉搏、心电图、尿量等正常。

3) 神经系统评估:病人神志清楚,定向力、肌力及各种生理反射正常。

4) 营养状况评估:病人营养状况良好。

(3) 撤机结果:根据病人病因、临床表现不同,可选用不同的撤机方法。

1) 呼吸机过渡:可用压力支持脱机、容量支持脱机、同步间歇指令脱机等方法。但一般认为压力支持脱机效果较好,同步间歇指令脱机效果较差。

2) 间接撤机:在脱机前间隙使用射流给氧、T 管给氧等间接支持,逐渐延长脱机时间。间接撤机注意监测 SpO$_2$。

3) 直接撤机:适用于原心肺功能良好,呼吸支持时间短的病人;病人自主呼吸良好,且不耐受气管插管,可直接撤离呼吸机,让其自主呼吸。

（4）呼吸机依赖：呼吸机依赖是指机械通气病人使用呼吸机通气支持的实际时间，超过根据病人病情所预期的通气支持时间的一种状况，且病人至少有一次撤机失败。很多生理和心理因素都可引起呼吸机依赖。

1）生理因素包括气体交换降低、通气负荷增加、通气需求增加、通气驱动力降低和呼吸机疲劳等。

2）心理因素包括不能控制呼吸模式、缺乏动机和信心及精神错乱等。对呼吸机心理依赖的病人，应确切告知其生理指标已达到脱机标准，鼓励病人尝试脱机，脱机时做好安全保障措施，床旁密切观察病人，及时向病人反馈其各项生命体征稳定的信息，增强病人对脱机的信心。

（五）有创呼吸机常见报警的处理

呼吸机报警按警示级别分为一、二、三级和机械故障4种类型。常以报警声音、屏幕显示警报信息及红色或黄色指示灯闪烁的方式，提示病人呼吸、人工气道及循环管路或呼吸机出现问题。一级警报是指一些不会危及病人生命但可能会对病人有害的问题；二级警报是可能危及病人生命安全的问题，需要去处理；三级报警是指正在发生威胁到病人生命安全的问题，属于红色警报，要求立即处理；机械故障是指呼吸机不能正常工作，需要工程师技术支持。

处理原则：以保障病人的生命安全为原则，同时再查明报警原因。若报警问题能立即解决，应先处理报警原因，后恢复报警信息；报警问题不能立即解决时，应立即脱离呼吸机，改用简易呼吸器接氧气给病人辅助通气，或更换呼吸机。

呼吸机常见报警原因及处理方法如下：

1. 气道高压报警

（1）病人方面原因：常见原因如分泌物堵塞气道、管道积水、管道扭曲打折、气管导管紧贴呼吸道内壁、气管导管置入过深、气管导管脱出气囊堵塞气道、咳嗽、气道痉挛、气胸、胸腔内活动性出血、人 - 机不协调等。处理措施包括清理呼吸道分泌物，理顺管路，调整固定导管位置；遵医嘱给予对症处理等。

（2）呼吸机方面原因：常见原因有参数设置不当、活瓣故障等。处理措施包括合理设置压力报警参数；机械故障时及时更换呼吸机等。

2. 气道低压报警

（1）病人方面原因：常见原因如管道脱落、管道漏气（常见于气囊充气不足、气囊破裂、喉罩密封不严等）；支气管胸膜瘘后经胸腔导管漏气、气管食管瘘经食管漏气等。处理措施：加强气道管理，保持循环管道密闭；更换气管导管；调整喉罩位置，治疗原发病等。

（2）呼吸机方面原因：常见原因如呼吸机驱动力不足，如气源压力低于呼吸机工作压力下限等。处理措施：调整气源压力或更换动力装置。

3. 潮气量或每分通气量过低报警

（1）病人方面原因：常见原因如管道系统密封不严或破裂漏气、湿化灌漏气、导管脱出、病人呼吸肌力量弱（常见于 SIMV、PSV 等通气模式时）、气道痉挛等。处理措施：及时更换导管以保证循环管道密闭，加大通气支持力度，解除气道痉挛，治疗原发病等。

（2）呼吸机方面：常见原因有呼吸机活瓣漏气、监测失灵、参数设置不当等。处理措施：做好呼吸机的保养及维护，合理设置报警参数等。

4. 潮气量或每分通气量过高报警

（1）病人方面：常见原因为额外增加气流，如某些呼吸机以氧气驱动做雾化等，病人呼吸肌力量较强（常见于 SIMV、PSV 等模式时过度通气）。处理措施：适当上调报警线，降低支持力度，适时脱机。

（2）呼吸机方面：常见原因为参数设置不当、监测失灵等。处理措施包括做好呼吸机的保养及维护，合理设置报警参数。

5. 呼吸频率过低报警

（1）病人方面：常见原因有呼吸中枢疾病、神经肌肉接头性疾病、药物对呼吸的抑制等。处理措施：积极治疗原发病，遵医嘱合理用药。

（2）呼吸机方面：常见原因为参数设置不当，如设置呼吸频率过低、触发灵敏度过高等。处理措施：合理设置报警参数。

6. 呼吸频率过高报警

（1）病人方面：常见原因为呼吸中枢疾病致浅快呼吸，药物对呼吸的兴奋作用等。处理措施：积极治疗原发病，合理用药。

（2）呼吸机方面：常见原因为参数设置不当，如触发灵敏度过低、通气支持力度偏小，自主呼吸恢复等。处理措施：合理设置报警参数，改换通气模式。

7. 窒息报警 见于压力支持通气时，常因疾病本身、过量的镇静药物应用、中枢驱动力降低、呼吸肌力量减弱及呼吸机触发阈值设置过高等，病人自主触发时间过长，呼吸机切换为控制通气。处理措施：治疗原发病，更换呼吸机模式，合理设置参数及遵医嘱合理用药。

8. 氧浓度报警 常见于空气气源压力不足，氧监测失灵或氧气气源压力不足。处理措施：检查气源压力，更换氧电池等。

9. 气源报警 见于气源压力低于或高于呼吸机工作动力范围。处理措施：寻找动力原因，加强监管。

10. 电源报警 见于交流电源插头脱落，启动备用电源。处理措施为：检查电源。

（六）呼吸机的维护、清洁与消毒

正确的维护和清洁呼吸机可延长其使用寿命，保证病人安全、避免交叉感染，有效地发挥临床作用，提高抢救成功率。故正确的维护和清洁呼吸机是 ICU 护士的重要职责。

1. 呼吸机的维护保养

（1）定期更换消耗品：定期检查更换电池、活瓣、皮垫、细菌过滤器及过滤网等。

（2）使用前检测：包括电源检测、气密性检测、设置项目检测、报警系统检测、监测系统的检测、呼吸机附加仪器功能的检测。检测后的呼吸机已处于完好的备用状态，用清洁防尘布罩好，并在显著位置挂上"备用状态"字样的标牌，放置于清洁、干燥、通风的房间，随时准备应用于临床。

（3）使用中维护：包括管道的气密性、管道的通畅性、主机防水、防止人为损伤、主机散热。

2. 呼吸机的清洁与消毒 呼吸机使用前应彻底清洁，尤其是接触病人呼出气体的部分，如管道、加温湿化器和呼气阀等，可先用清洗剂冲洗，将其中的分泌物、痰痂、血渍和其他残留物彻底清除，然后消毒。消毒时各种连接部件应脱开，用化学消毒剂消毒后的呼吸机管路应使用蒸馏水清洗。整个处理过程中要避免物品的再次污染。

（1）主机清洁：①管路清洁：呼吸管路多为合成材料、橡胶、金属，要仔细检查管道内有无痰痂、血渍、油污及其他脏物残留，若冲洗不干净则难以达到彻底消毒的目的；②传感器的清洁：传感器属精密的电子产品，价格昂贵，并且有各自的性能特点，须根据各呼吸机的说明书或操作指南进行清洁；③主机内部的清洁：呼吸机主机多为电子组件，不能使用常规方法清洁，需由工程师进行定期保养；④呼吸机机壳的清洁：呼吸机外壳可用温水纱布轻轻擦净。

（2）外部管路消毒：①浸泡消毒法：常用含氯化学消毒液、酸性电位水等；②气体熏蒸消毒法：常用环氧乙烷气体消毒；③高压蒸汽消毒法：呼吸机需消毒部件的金属部分和耐高温部件，可视具体情况，送供应室进行高压蒸汽消毒。

（3）湿化器的消毒：①一人一更换，长期使用呼吸机病人每周更换两次；②湿化器采用浸泡消毒或高压蒸汽消毒方法；③湿化器内注入无菌蒸馏水，并每日更换。

（4）日常清洁消毒：每日清洁呼吸机表面1次。

（5）呼吸机终末消毒：病人停用呼吸机后将呼吸机所有管路系统逐一拆下，彻底消毒后，再按原结构重新安装、调试。

（七）常见并发症及护理措施

1. 建立人工气道的并发症及护理措施（见第四章第三节）。

2. 呼吸机通气支持的并发症及护理措施

（1）通气不足：病人可出现呼吸困难、呼吸频率增快；脉搏、血氧饱和度下降，严重者出现发绀、大汗、心率、血压、意识改变；双肺呼吸音低，呼吸动度减弱；动脉血二氧化碳分压上升、呼出气二氧化碳分压上升。

（2）通气过度：病人可出现兴奋、谵妄等表现，严重者表现为低血压、昏迷，血气检查结果呈呼吸性碱中毒表现。

（3）气压伤：病人表现为烦躁不安、呼吸困难、心率增快、血氧饱和度下降，血压可出现异常改变，患侧呼吸音降低或消失，呼吸动度减弱。预防重点在于鼓励病人自主呼吸或采用部分通气支持方式，限制支持潮气量，合理设置高压报警限。

（4）心血管功能抑制：临床上可出现低血压、心率增快、中心静脉压升高、颈静脉充盈、心律失常等。预防及处理：应鼓励病人自主呼吸，采用浅快呼吸支持，尽量不使用呼吸末正压，并遵医嘱使用强心剂、升压药等。

（5）肺部感染：致病菌多为革兰阴性杆菌，以铜绿假单胞菌为主。应严格无菌操作，必要时应用有效抗生素。

边学边练

实训三　呼吸机的应用

二、无创呼吸机的临床应用

无创通气（noninvasive ventilation，NIV）是一种不需建立人工气道即能对病人进行呼吸机辅助通气的方法（图3-13）。无创通气是一种正压通气，呼吸机通过做功，提供高流量的气体，并产生一定的高压力，病人在此压力下吸、呼气，可增加有效通气量，改善换气，从而改善或纠正缺氧、高碳酸血症及酸碱失衡等。无创通气给重症病人提供呼吸支持，维持生命，为基础疾病的治疗、呼吸功能的改善和康复创造条件。

无创通气的优点是通过无创方式连接呼吸道，损伤小，应用灵活，保留了吞咽、说话功能，减少了镇静药物的使用，病人易于接受；同时，不通过人工气道连接，保留了上呼吸道的防御功能，呼吸机相关肺炎的发生概率降低，避免了人工气道引起的阻力功。但也存在一些缺点，如气体交换异常的纠正较慢；易出现胃膨胀，进而引起误吸；病人痰液清除困难；漏气易刺激眼部；面罩与面部皮肤接触易形成溃疡；与有创通气相比，对呼吸支持的力度较小等。

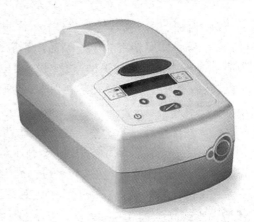

图 3-13 无创呼吸机

（一）适应证和禁忌证

1. **适应证** 呼吸肌疲劳需呼吸支持的病人，如 COPD、心源性肺水肿病人；免疫抑制病人呼吸衰竭早期；睡眠呼吸暂停低通气综合征病人；早期拔管需正压辅助通气病人；拒绝有创通气病人。

2. **禁忌证** 心跳、呼吸停止，昏迷病人；自主呼吸微弱，随时可能发生呼吸停止病人；易发生误吸可能，如颅内高压病人；合并其他脏器功能衰竭；面部创伤、术后或者畸形无法佩戴面罩病人；不配合病人。

（二）基本模式

无创呼吸机常见的呼吸模式有 4 种：①连续气道正压通气（CPAP）；②自主通气（S）；③时间安全频率通气（T）；④自主与控制结合的正压通气（S/T），在自主呼吸时使用的是 PSV 方式，而在控制通气时使用的是 PCV 方式。根据病人病情选择不同模式、不同参数，为其提供呼吸支持。

1. **连续气道正压通气（CPAP）模式** 吸气相与呼气相的压力始终维持于一个恒定压力。一般初始设置为 $4\sim5cmH_2O$，依据病人病情逐渐上调。此模式人机协调性较好，病人易于接受，可用于治疗和过渡至 S/T 模式等。CPAP 可为睡眠呼吸暂停低通气综合征病人改善通气；为 COPD 病人提供气道开口压力，减少病人因内源性 PEEP 而多做的呼吸功；可为 ARDS 病人保持肺泡开放、增大功能残气量、减少分流，改善氧合。

2. **自主通气（S）模式** 呼吸机和病人呼吸同步触发，病人吸气时呼吸机迅速升至高压力即气道正压吸气（IPAP），病人呼气时，立即切换到较低压力即气道正压呼气（EPAP），呼吸机是正压通气，EPAP 仍高于零，存在呼气末正压（PEEP）。S 模式实质相当于有创通气模式的 PSV+PEEP。常用于呼吸支持需求较大的病人，如老年病人。IPAP 初始设置为 $8\sim12cmH_2O$，EPAP 初始设置为 $4\sim6cmH_2O$。以病人的通气量和适应程度逐渐上调。

3. **时间安全频率通气（T）模式** 呼吸机按照预设的压力；呼吸频率及吸气时间完全控制病人的呼吸。T 模式呼气相仍高于零，其实质相当于有创通气的 PCV+PEEP。常用于有呼吸暂停的病人。高压为 IPAP，低压为 EPAP，呼吸频率设置为 12 次/分，吸气时间为 1.0 秒。

4. **自主与控制结合的正压通气（S/T）模式** 实为 S 和 T 模式的组合，即病人自主呼吸稳定时，以 S 模式与病人呼吸同步，若病人呼吸暂停或不稳定，呼吸频率低于预设时间安全频率时自动切换到 T 模式；若病人呼吸恢复稳定，自主频率超过预设时间安全频率时，又从 T 模式切换回 S 模式。S/T 模式实质相当于 PCV+PSV+PEEP。其参数设置同 S、T 模式参数设置。

（三）临床应用

1. **操作前准备** 护士应和病人进行充分沟通，向病人解释治疗的意义及配合方法消除

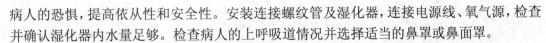

病人的恐惧,提高依从性和安全性。安装连接螺纹管及湿化器,连接电源线、氧气源,检查并确认湿化器内水量足够。检查病人的上呼吸道情况并选择适当的鼻罩或鼻面罩。

2. 操作步骤

(1) 按下电源开关开机,确认机器运行正常。

(2) 初步设定通气参数,通过控制面板旋钮设置通气模式、吸气相气道正压(IPAP)、呼气相气道正压(EPAP)、通气频率、氧浓度等参数。

(3) 连接鼻罩或鼻面罩并固定,以头带固定于病人面部,应根据临床需要选择适宜的连接方式。连接的紧密性和舒适性对疗效和病人耐受性有很大影响。口鼻面罩的位置和固定带的张力应恰当,一般固定后面颊部能插入 1～2 指为宜,面罩的位置应处于正前方,不能压在鼻梁上。调节头带松紧以消除鼻罩或鼻面罩漏气。

(4) 通气并观察疗效,通气有效指征表现为:数分钟可见 PaO_2 上升;呼吸困难减轻;呼吸频率减慢;$PaO_2>50mmHg$ 或 $SaO_2>90\%$;心率下降,血压稳定。

(5) 1 小时后做动脉血气分析检查,再次调节呼吸机参数。

3. 常见问题和处理

(1) 病人不耐受:常见原因有面罩不合适、连机顺序错误、呼吸机参数不合理、同步性差、病人恐惧等。处理措施:更换面罩,检查连机顺序,重新连接;调整呼吸机参数;对病人作好解释等。

(2) 口咽眼干燥处理措施:减少经口漏气;多饮水;使用加温湿化器;使用眼液或眼膏等。

(3) 面罩压伤护理措施:在鼻梁、鼻翼部位放纱布垫减轻压力或者使用皮肤保护膜。

(4) 胃胀气处理措施:尽量用鼻呼吸,少说话;用促胃动力药;必要时进行胃肠减压等。

(5) 误吸处理措施:有误吸可能的病人尽量不用无创呼吸机;病人采取半卧位;避免饱餐后立即行无创通气。

(四)护理措施

1. 一般护理 协助病情允许的病人取半卧位或坐位,使用呼吸机过程中严密观察病人的神志、生命体征及皮肤黏膜发绀情况。每天保持一定的饮水量,并予高热量、高蛋白易消化的半流质饮食。

2. 血气监测 定时监测病人的血气指标,及时将血气分析结果报告医生。

3. 呼吸机的检查 添加蒸馏水至刻度线,在使用中保持在 32～34℃;密切观察呼吸机的运转和各项指标,如有报警及时处理;检查呼吸机管道的衔接,鼻面罩是否漏气,氧气管道有无脱落等。

4. 做好无创通气失败的准备,备好有创通气用物。

三、电除颤仪的临床应用

心脏电复律是用高能电脉冲直接或经胸壁作用于心脏,治疗多种快速性心律失常,使之转复为窦性心律的方法。此方法最早用于消除心室颤动,故称电除颤,所用的仪器称为电除颤仪或电复律仪。非同步电复律(电除颤)是指不启用同步触发装置,可以在任何时间放电,用于转复心室颤动。同步电复律是指通过同步触发装置,利用病人心电图中 R 波触发放电,使电流仅在心动周期的绝对不应期中发放,避免在心室的易损期放电而诱发心室颤动,可用于转复心室颤动以外的各类异位性快速心律失常。

（一）电除颤仪的常用类型

1. 按照临床应用可分为：

（1）单相波形除颤仪：利用高能量的单相电流脉冲来终止异位性快速心律失常。

（2）双相波形除颤仪：指有两个电流脉冲，第二个电流脉冲波与第一个电流脉冲波方向相反，通过低能量的双向脉冲来终止异位性快速心律失常。

2. 按电极板放置的位置可分为：

（1）体内除颤仪：将电极放置于胸内直接接触心肌进行除颤。现代的体内除颤仪均为埋藏式，除了能够自动除颤外，还能自动进行心电的监护、心律失常的判断、治疗方法的选择。

（2）体外除颤仪：将电极放在胸外，间接接触心肌除颤。目前临床使用的除颤仪大都属于这一类型（文末彩图 3-14）。

 知识链接

电复律简介

　　心脏电复律技术的产生，起源于一次偶然事件。1774 年，一名法国 3 岁女孩从楼房摔下，致心脏停搏，经医生多方抢救，仍无法使心脏重新搏动，万般无奈下试用"电冲击"胸壁的方法，竟然神奇地将女孩救活。这一偶然奇迹，开启了电复律的临床应用。电复律技术一直在探索和发展中，目前电复律技术和方法被医学界公认为是终止室颤的最有效方法。

（二）适应证与禁忌证

1. 适应证

（1）非同步电复律：心室颤动；心室扑动；快速室性心动过速伴血流动力学紊乱，QRS波增宽不能与 T 波区别者。

（2）同步电复律：新近发生的心房颤动或心房扑动，在去除诱因或使用抗心律失常药物后不能恢复成窦性心律者；室上性心动过速，非洋地黄中毒引起，并对迷走神经刺激或抗心律失常治疗无效者；室性心动过速，抗心律失常治疗无效或伴血流动力学紊乱者。

2. 禁忌证　洋地黄中毒；低钾血症；多源性房性心动过速；伴有窦房结功能不良的室上性心动过速；完全性房室传导阻滞；病态窦房结综合征；除颤后在药物维持下又复发或不能耐受药物维持的心房颤动病人；心脏明显扩大或巨大左心房病人；严重心功能不全病人。

（三）临床应用

1. 由于 ICU 抢救病人多使用电除颤仪的非同步电复律（电除颤）功能，故本节仅介绍电除颤的临床应用。

（1）操作前准备：准备相关物品，检查除颤仪状况，病人去枕平卧于硬板床，不与周围金属接触，解开上衣，暴露胸腹部。

（2）除颤步骤

1）打开主机：操作者站在病人右侧，连接心电导联线，打开除颤仪电源开关，启动心电仪监测病人心电图。

2）选择电复律方式：根据病人情况选择心脏电复律方式。心脏停搏、心室颤动选用非同步电除颤；房扑、室上性心动过速等心律失常选用同步电复律。

3）安放电极：在电极板表面涂以适量导电糊或加用盐水浸湿的纱布垫，保证电极板与病人皮肤接触良好。胸外电击除颤电极板的安放位置有两种。①常规位置：将正极侧电极板放置于病人左侧腋前线5～6肋间，将负极侧电极板放置于病人胸骨右缘第2、3肋间，两电极板相距10cm以上（图3-15）；②后前位置：正极侧电极板放置于左侧乳头下方，负极侧电极板放置于病人左侧肩胛骨下方。

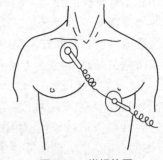

图3-15 常规位置

4）电能量设定及充电：选择所需电能量，对除颤仪进行充电。除颤时能量选择方法根据《心肺复苏指南》要求，成人电除颤的能量为360J，双相波除颤仪为120～200J。

5）放电除颤：将电极板置于病人胸部正确位置，施加适当压力，使其与病人皮肤紧密接触，双手同时按下放电按钮进行放电。

6）除颤后观察：放电后立即观察病人心电示波，了解除颤效果。如除颤未成功，可再次除颤，同时寻找失败原因，采取相应措施。

7）操作完毕，整理床单位，病人采取舒适卧位，整理擦拭除颤仪，保持除颤仪完好备用。

边学边练

实训四　电除颤仪的应用

2. 注意事项

（1）在电除颤的同时，积极有效的给氧、胸外心脏按压等基础生命支持，纠正酸中毒和电解质紊乱；对于细颤型心室颤动者，应先进行心脏按压、氧疗及注射肾上腺素等处理，使之变为粗颤，再进行电击，以提高成功率。

（2）早期除颤对心脏骤停者至关重要，因电除颤的时机是治疗心室颤动的决定性因素。在心脏骤停发生1分钟内进行除颤，病人存活率可达90%，超过12分钟，则只有2%～5%。因此，当发现心脏停搏或心室颤动时，应在2分钟内立即除颤；对心脏骤停病人，院外5分钟以内，院内3分钟以内完成除颤，效果最佳。

（3）为减小病人胸壁阻抗，应使两电极板与病人皮肤紧密接触，除在电极板涂抹导电糊外，应将电极板放置平稳，施以2～5kg压力，然后放电。

（4）充电不应过早，最好在放置电极板前完成，否则，如果误碰放电开关，会意外放电；充电后2个电极板不应该相互接触，用双手分别持握，保持一定距离，避免误放电，损坏仪器。

（5）电极板盐水纱布以浸湿不滴水为宜，防止将大量水带到病人皮肤，引起电能流失或灼伤皮肤；电极板应安放准确，与病人皮肤密切接触，保持导电良好。

（6）电击时任何人不得接触病人及病床，以免触电；在允许情况下，停止吸氧，以防引起爆炸；必要时，可暂时断开或取下病人的电子仪器，避免损坏。

四、输液泵的临床应用

输液泵是连续静脉输液最为理想的先进治疗仪器，是ICU必备医疗仪器之一。它能准确控制单位时间内液体输注的量和速度，保证精确的输液速度，并能控制输入的液体总量。其自身带有的安全报警装置，在输液通路中有空气或存在妨碍液体输入的因素时均可报警，以确保输液安全。目前，输液泵已广泛应用于大中型医院各科及ICU。输液泵的常用类型如下。

1. 蠕动控制式输液泵　蠕动控制式输液泵即普通输液泵（文末彩图3-16），是利用微型计算机控制步进式电机，带动偏心凸轮作用于中心测压指状蠕动排，使蠕动排以波动方式挤压充满液体的输液管，完成输液。即模仿水车工作原理。

2. 针筒微量注射式输液泵　针筒微量注射式输液泵，又称微量泵（文末彩图 3-17）。是在微型计算机的控制下，步进电机通过减速器带动泵内丝杆缓慢、匀速地直线运动，推动注射器活塞向前推动药液，实现微量匀速注射。适用于给药非常准确、总量很小且给药速度缓慢或需要长时间在流速均匀的情况下的注射。微量泵根据注射器衔接数量还可分为单通道微量泵、双通道微量泵和四通道微量泵等。

（一）适应证

1. 危重症病人的抢救，心血管病病人的治疗。

2. 特殊药物输液，如硝普钠。肾上腺素等。

3. 儿科病人的输液治疗。

（二）临床应用

1. 普通输液泵

（1）基本结构：由微机系统、泵装置、检测装置、报警装置和输入及显示装置 5 个部分组成。

1）微机系统是整个系统的"大脑"，对整个系统进行智能控制和管理，并对信号进行检测处理。

2）泵装置是整个系统的"心脏"，输送液体的动力源。

3）检测装置为各种传感器，如红外滴数传感器（检测液体流速和流量）、压力传感器（检测堵塞及漏液）和超声波传感器（检测气泡）等，可感应相应信号，并将信号放大输入微机系统，发出控制指令，进行相应操作控制。

4）报警装置传感器感应信号经微机处理后，发出报警控制信号，再由报警装置响应（光电报警和声音报警），提醒护士注意，及时进行处理。

5）输入及显示装置：输入部分负责设定输液的各参数，如输液量和输液速度等。显示部分负责显示各参数和当前工作状态等。

（2）操作步骤

1）准备：向病人解释输液目的、方式及药物作用，取得病人配合，评估输液处皮肤及周围血管情况，仪器处于备用状态。

2）稳妥放置输液泵：使用输液泵背面"固定夹"，将输液泵固定在输液架或病床旁，确认设备已正确定位、稳妥放置后接通电源。

3）接通输液管路：①连接输液泵管将药液瓶倒挂于输液架上，悬挂位置要保证输液瓶底部不低于输液泵；②挤压滴管使药液迅速流至滴壶内 1/3～1/2，抬高滴管下端的输液泵管，松开流速调节器（螺旋夹），手持针栓部缓慢放下输液泵管，使少量液体流至小药杯内，将输液管内气体一次排尽，关闭流速调节器；③开启电源开关，打开泵门，将输液泵管软管部分按从上往下的方向，正确固定在输液泵管道槽中（图 3-18）；④再次检查输液泵管内有无残留气体，关闭泵门，协助病人取舒适体位；⑤将滴数监测传感器夹在滴壶上，

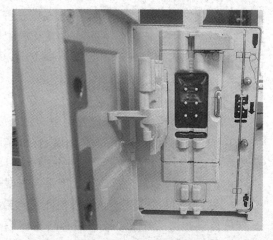

图 3-18　输液泵管道槽

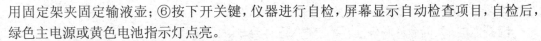

用固定架夹固定输液壶；⑥按下开关键，仪器进行自检，屏幕显示自动检查项目，自检后，绿色主电源或黄色电池指示灯点亮。

4）设定输液泵各参数：遵医嘱用数字键设定输液速度和预置输液量。

5）行静脉穿刺：选择血管进行穿刺并固定（同静脉输液操作程序），将输液泵管与穿刺针连接。

6）开始输液：按下开始键（START），开始输注液体。

7）结束输液：①按下停止键（STOP），停止输注液体；关闭输液泵管流速调节器，按下门锁，开启泵门，由下至上摘除输液管；将数字调至 0 位。按压开关键 2 秒，关闭输液泵。②保持泵体清洁，用微湿干净软布擦拭；清理用物，做好输液工作记录。

（3）报警原因及处理方法（表3-6）

表3-6　报警原因及处理方法

警示讯号	常见原因	处理方法
气泡报警	管路中有气泡、溶液瓶或袋内液体已空	打开仓门取出泵管，排出气泡、更换新输液瓶
电池低电压报警	电池电量不足、电池充电无效	连接交流电源、更换同类型电池
滴数报警	输液瓶或袋内液体已空、流速调节器未打开、排气时小帽未打开、传感器放置错误、传感器损坏、滴壶不稳，有摆动、滴壶有水雾、滴壶液面过高	更换新输液、打开流速调节器、打开排气帽、正确放置，夹紧传感器于滴壶、更换传感器、固定输液壶，保持稳定、摇动滴壶，去除水雾、滴壶内液面不能超过滴壶高度1/2，将输液瓶正置，再将部分液体挤回瓶内，使液面降低
输液完成报警	预置输液量已经输完	停止输液或根据医嘱更换液体再设预置量
保持开放速率	输液瓶或袋内液体已空	遵医嘱更换输液或停止输液
设备功能异常	设备不能正常运转	更换输液泵
机器未运行	没有按"开始"键	按"开始"键启动机器
未充电	某些设备要求在闲置时要持续充电，当未充电时报警	连接主电源充电
压力报警	输液管打折或受压、流速调节器未松开	解除打折或受压、松解止血带，穿宽袖口衣服，避免输液肢休侧测血压，清除血块，松开流速调节器
阻塞报警	血块阻塞静脉通路、血管压力过大	
泵门报警	输液管放置不正确	按要求重新放置输液管
	电路故障、记忆电池损坏	专业技术人员协助解决

（4）护理措施：输液前按医嘱设定输液速度；使用输液泵时注意传感器必须保持水平位，不可暴露于强光下；在输液泵处于关闭状态时与病人静脉穿刺管连接；注意无菌操作，避免污染；开始输液时，再次确认输液滴数和输液量的设置；输液完成后做好泵的保养工作。

2. 微量泵

（1）基本结构：微量泵是由泵、数据显示窗、数据输入键、功能键和注射器安全支架 5 部分组成。

1）泵：推动注射器内活塞向前推注液体。

2）数据显示窗：显示注射药液过程中各种工作状态等。

3）数据输入键：设定在单位时间内注入病人体内药量的 1 组数字键。其中 C（CLEAR）

为数据清除功能,用于微量泵参数设定后需要修改时使用。

4) 功能键:泵的启动与停止、查看输入液体容积、报警声消除。

5) 注射器安全支架:固定注射器。

(2) 操作步骤

1) 接通交流电源,无交流电源情况下由内置电池供电。

2) 遵医嘱核对药物,选专用注射器吸取药液,连接延长管并排气。注射器规格有20ml、30ml、50ml和80ml,注射器和延长管有普通、避光和化疗药物专用3种。

3) 拉开推动装置,将注射器放入泵的注射器槽内,使用针栓压盘和推动装置锁定注射器。

4) 打开电源开关进行自检,自检时,显示软件版本,并显示针筒型号(必须与放入的针筒型号吻合),按F确认针筒型号。

5) 预置输液量:按F键,再按2键,再输入预置输液量值,按F键确认。

6) 设置输液率:根据医嘱计算输液率,输液率设定范围0.1~99.9ml/h。

7) 行静脉穿刺并连接注射延长管。

8) 按启动键开始输注液体,此时可见注射指示标志移动。

9) 停止输液:①按Stop停止输液,中断与病人的连接;②打开针筒支撑夹,取走针筒;③按压开关键2秒钟关机。

(3) 微量泵报警常见原因及处理方法(表3-7)

表3-7　微量泵报警常见原因及处理方法

警示讯号	常见原因	处理方法
▭	电池空,在电池耗尽前3分钟,将会出现预报警	连接交流电源或更换同类型电池
✕▭	阻塞引起的压力报警	找出原因(如管路打折或受压),解除阻塞
◁▭	注射器走空或输液结束前3分钟预报警	更换注射器或者停止输液
⬠	当开机并设定速率后未按start键启动输液	按start键开始输液
▱	注射器固定夹未正确放置好	重新放置注射器
▯	推动装置锁定没有滑入正确的位置	重新推动锁定装置
→1ml	预置输液量报警,预置的输液量已完成	停止输液或根据医嘱更换液体再设预置量

五、亚低温治疗仪的临床应用

亚低温治疗仪又称降温毯(图3-19),是由循环水流制冷后,通过传导散热,达到降温效果的降温设备。亚低温治疗仪的应用可减少病人体内热量消耗,降低脑耗氧,保护脑组织和重要脏器功能。尤其对高热病人的降温处理,可靠有效。临床主要用于各种原因引起的高热、水肿、脑出血、脑外伤病人。

亚低温治疗仪内半导体通电后使水池中水冷却,冷却后的水被水泵送到毯内,因

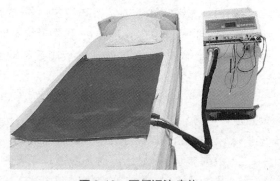

图3-19　亚低温治疗仪

亚低温治疗仪毯面温度较人体温度低,人体热量向降温毯传递;当毯内水被人体加热后又循环到亚低温治疗仪水池中,亚低温治疗仪内半导体再次将水冷却后送到毯内,如此循环使人体的温度逐渐下降;人体温度降到所设温度时,亚低温治疗仪停止工作,当人体温度再度升高,超过设定温度时,亚低温治疗仪再次工作。如此反复将病人温度控制在一定范围内。

(一)适应证

1. 脑保护 严重颅脑外伤、心脏骤停心肺复苏后昏迷病人,应用亚低温治疗可快速将病人全身体温调整至所需温度(一般为 33～35℃),能显著减轻脑损害,促进神经功能恢复,还可降低机体代谢率,减少氧耗和乳酸堆积,对保护血 - 脑屏障、防止细胞内酸中毒、减少脑水肿、降低颅内压有良好效果。

2. 高热病人物理治疗 减轻因持续高热造成高代谢、脱水、酸中毒、谵妄、神经系统损伤等不良后果。

3. 机体局部降温 损伤肢体局部降温,可减少渗出水肿,控制继发损伤,减轻病人疼痛。

(二)禁忌证

年老且伴有严重心功能不全或心血管疾病;合并休克,尚未得到彻底纠正;严重缺氧尚未纠正;处于全身衰竭状态。

(三)临床应用

1. 准备步骤 神志清醒病人,向其解释亚低温治疗的目的,取得病人配合,亚低温治疗仪处于备用状态。

2. 操作步骤

(1)加水:使用前先确定水箱水位计液面是否达到标线。若未达到,将水箱加水至水位计标线水平。

(2)铺毯:将降温毯平铺在病人病床,为避免毯子被病人排泄物污染,自下而上铺胶单和中单,一次性尿垫置于病人臀部下方。

(3)连接传感器:将温度传感器一端插入主机接口,另外一端夹于病人腋窝或插入肛门以测量体温。

(4)开机:打开电源开关,电源指示灯点亮,水温表和体温表通过自检程序后开始工作,两者所显示的温度均为开机时实测温度。

(5)设定机温和水温:①设定机温:按压温度调节键设定开机和停机温度。当病人体温下降达到设定温度时,水循环系统和压缩机均停止运行;当病人体温高于设定温度 0.3～0.5℃时,机器重新开始工作。②设定水温:按压水温调节键设定水温,水温设定范围为 3～20℃。当实测水温达到设定水温时,压缩机停止工作;当毯内水温高于设定水温 1～3℃时压缩机重新启动。

(6)设置体温下限报警值:体温报警下限设置值比机温设定值低 1～2℃。

(7)监护病人:治疗过程中密切监护病人病情变化。

(8)结束治疗:亚低温治疗仪结束复温时应先停物理降温,让体温自然恢复,同时逐渐降低冬眠合剂用量,直至停用。

3. 结束步骤

(1)关机结束时,按开关键,温控系统和冷水循环系统停止工作;将电源开关置于"0"

位置,切断电源。

(2)按操作要求取出温度传感器;取下毯子;清除冷却循环水;拆卸管道;将毯子与主机分离;整理床单位,清理用物。

(3)记录病人病情、生命体征变化及评价治疗效果,记录开停机时间等。

4.护理措施

(1)在亚低温治疗过程中,应先使用冬眠合剂,在病人进入冬眠状态,对外界刺激反应明显减弱、瞳孔缩小、对光反射迟钝、呼吸频率相对减慢、深反射减弱或消失后,方可开始降温。降温速度以每小时降低 1～1.5℃为宜,3～4 小时达治疗温度。在进行降温时,应避免病人冻伤。

(2)冬眠合剂中的氯丙嗪和哌替啶具有扩张血管降低血压的作用,因此,亚低温治疗中不宜剧烈搬动或翻动病人,以免引起体位性低血压。

(3)一般情况下,各种降温治疗的温度设定范围为:亚低温治疗室温度介于 34～35℃之间;头部重点降温的病人维持鼻腔温度在 33～34℃之间;发热病人物理降温至 37℃。

(4)亚低温治疗仪应连续使用一段时间,使体温维持在一个恒定水平,即使体温已降至正常也不应急于停机,在病情稳定后方可逐步停机,以保证降温效果良好,预防病人体温反跳。长时间使用亚低温可能会加重脑缺血损伤,治疗时间以 6 天为度,然后自然复温,复温时间控制在 10～12 小时,以保证安全。

(5)密切观察监护病人皮肤和肢端温度、颜色。由于毯子置于病人背部和臀部,因循环减慢,骶尾部受压,易产生压疮,应加强局部皮肤护理,定时翻身、拍背。同时做好肢端保暖工作,特别是颅脑损伤应用甘露醇的病人,肢端循环功能减弱可影响液体输注速度。

(6)密切观察监护病人生命体征变化,定期进行体温监测,低温可引起心率减慢、血压下降等反应。要特别注意观察老年病人的血压、心率等变化,给予心电、血压常规监护,保持呼吸道通畅,必要时给予吸氧或人工呼吸机辅助呼吸。

(7)预防感染,低温环境易造成细菌滋生,同时使人体免疫力下降,易引起身体各部位感染,其尤以肺部感染最为明显。因此,必须加强呼吸道管理并严格执行各项无菌操作。

(8)确保室内空气流通,保持床单位干燥、整洁。因毯面温度低,当室内温度高时,毯面易形成冷凝水,使床单潮湿,应及时更换。

(9)保持亚低温治疗仪软水管通畅,避免折叠或弯曲。降温毯使用过程中应观察探头放置位置,经常检查有无脱落或位置不当,及时纠正。长时间使用时,应检查机器工作是否正常,如制冷水位有无缺失。水毯铺放是否平整,避免折叠造成水循环受阻,影响降温效果。

第三节 其他临床常用的重症监护技术

一、血气监测

血气监测是危重症病人诊断和治疗过程中常规的监测手段。通过对血气的监测有助于对病人呼吸功能进行分析和判断,还可为机械通气的病人提供调节呼吸机的参数。血气监测分为有创血气监测和无创血气监测。前者是将动脉血或混合血注入血气分析仪,由三电极系统(pH、CO_2 和 O_2),测定出 pH、PCO_2、PO_2,再经计算机分析综合出其他各项参数。无创血气监测是经皮监测血氧分压和二氧化碳分压等。

（一）有创血气监测

1. 血气分析标本采集

（1）采血部位：血气分析除特殊情况一般采取动脉血，故多选择体表易扣及的动脉部位，如股动脉、桡动脉、足背动脉等，必要时也可从动脉留置套管中直接采取动脉血。在动脉血采集困难时可用静脉血或混合静脉血，一般不用末梢血。

（2）操作要点：①核对医嘱，作好准备；②携用物至病人旁，核对后协助病人取舒适体位，暴露穿刺部位；③将血气针针栓推到底部，再回抽至1.6ml；④消毒穿刺部位，确定动脉及走向后，迅速进针，动脉血自动顶入血气针内，血液液面达到预设位置后拔针；⑤拔针后立即将针尖斜面刺入橡皮塞或者专用凝胶针帽隔绝空气；⑥将血标本颠倒混匀5次，手搓样品管5秒，保证抗凝剂完全作用，立即送检；⑦指导病人垂直按压穿刺部位5～10分钟。

2. 正常值及临床意义

（1）血液的酸碱度（pH）：pH可以反映酸碱状态的程度，是一个综合指标，代谢和呼吸因素都可以影响pH。正常值：动脉血pH为7.35～7.45（平均为7.40），静脉血pH低0.03～0.05。

（2）动脉血二氧化碳分压（$PaCO_2$）：是指物理溶解于动脉血液中的二氧化碳所产生的张力，可以反映呼吸性酸碱平衡状态。$PaCO_2$降低为呼吸性碱中毒或代谢性酸中毒代偿期；$PaCO_2$增高为呼吸性酸中毒或代谢性碱中毒代偿期。正常值：$PaCO_2$为35～45mmHg，静脉血高6～7mmHg。

（3）动脉血氧分压（PaO_2）：是指物理溶解于血液中氧分子产生的压力。临床上主要用于判断是否缺氧及其程度。①轻度缺氧：$PaO_2$60～80mmHg；②中度缺氧：$PaO_2$40～60mmHg；③重度缺氧：PaO_2小于40mmHg。正常值：PaO_2为80～100mmHg。混合静脉血为40mmHg。

（4）动脉血氧饱和度（SaO_2）：是指动脉血单位血红蛋白携氧量的百分比，也可反映机体的缺氧状态，但不及PaO_2敏感。正常值：SaO_2为96%～100%，静脉血为75%。

（5）缓冲碱（BB）：是指血液中具有缓冲作用的负离子碱的总和。反映机体对酸碱平衡紊乱时的缓冲能力。BB增高为代谢性碱中毒，或呼吸性酸中毒代偿期；BB降低为代谢性酸中毒，或呼吸性碱中毒代偿期。正常值：45～52mmol/L（平均值为48mmol/L）。

（6）碱剩余（BE）：是在标准状态下（温度38℃，$PaCO_2$为40mmHg，血红蛋白氧饱和度为100%）用酸或碱将每升血的pH滴定到7.40时所消耗的量。是反映代谢性酸碱平衡失调的指标。代谢性酸中毒时BE的负值增加；代谢性碱中毒时BE的正值增加。正常值：（0±3）mmol/L。

（7）标准碳酸氢盐（SB）和实际碳酸氢盐（AB）：SB是在标准状态下所测得的动脉血中HCO_3^-的含量。在呼吸正常情况下，可反映代谢状态。SB降低为代谢性酸中毒，反之为代谢性碱中毒。AB是实际测得的动脉血中的HCO_3^-的含量，受呼吸和代谢因素的双重影响。正常人AB与SB相等。两者数值均降低表明有代谢性酸中毒；两者数值均增高表明有代谢性碱中毒。其两者之差反映了呼吸因素对酸碱平衡的影响。正常值：（25±3）mmol/L。

（8）阴离子间隙（AG）：为血浆中的未测定阴离子和未测定阳离子之差。反映血液中未测定阴离子浓度。如升高多提示代谢性酸中毒，并有助于区分代谢性酸中毒的类型及诊断混合型酸碱失衡；降低对诊断酸碱失衡意义不大，一般不作为诊断指标。正常值：

（12±2）mmol/L。

3. 护理措施　①做好心理护理，避免病人因精神紧张诱发呼吸加速，从而影响检查结果；②血液气体平衡需要 20~25 分钟恢复，故而氧疗、停用氧疗或机械通气参数调整 30 分钟后方可采血；③注射器内不可留有或抽入空气，标本采集后需立即与空气隔绝，以免影响分析结果；④采血后轻轻转动注射器，以便血液与肝素液充分混合，防止凝血，动作不可过急、过快以免造成溶血；⑤血气分析的标本在注射器内要继续耗氧产生二氧化碳，故应立即送检，否则应保存在 4℃以下冰盒中或冰箱内，但一般不超过 2 小时；⑥穿刺动脉后，局部压迫不小于 5 分钟，避免形成血肿。

（二）无创血气监测

目前，随着 ICU 的迅猛发展，呼吸功能的监护也步入了一个新的领域，由于有创血气分析监测需频繁的采血，并受环境、温度、病人呼吸状态、标本的存放等诸多因素影响，故而逐渐被无创血气监测技术所替代，成为目前 ICU 中的重要监测手段。

1. 正常值及临床意义

（1）经皮血氧饱和度（SpO_2）的监测：是常用的无创连续动脉血氧饱和度的监测方法，是评价氧合功能的常用指针。见本章第一节"一、多功能监护仪的临床应用"。

（2）经皮氧分压（$PtcO_2$）的监测：在临床上经皮氧分压主要反映组织的灌注状态，因经皮氧分压和动脉血氧分压（PaO_2）有较好的相关性，故常同时测定动脉氧分压。$PtcO_2$ 比 PaO_2 低 10~20mmHg，$PtcO_2$ 和动脉氧合状态及心排血量有关。

（3）经皮二氧化碳分压（$PtcCO_2$）的监测：经皮二氧化碳分压的监测常用于呼吸功能障碍需要长期进行氧疗的病人或用于诊断高碳酸血症等。经皮二氧化碳分压和动脉二氧化碳分压具有良好的相关性，当经皮二氧化碳分压值增高或血氧饱和度下降，说明通气不足；若经皮二氧化碳分压值不变，经皮氧分压值或血氧饱和度下降，说明肺内分流可能加大。常用于新生儿及小儿重症疾病的诊断。

2. 护理措施

（1）无创血气监测的技术，多是通过病人皮肤进行测定各参数值，故应保证室内温度处于恒定状态，因为环境温度的过低或过高都可影响皮下血液循环，影响监测结果。

（2）监测部位应选择皮肤薄，毛细血管丰富的部位，测定前一定清洁被测局部的皮肤，使监测探头和皮肤充分接触。

（3）在进行经皮二氧化碳分压监测时，由于探头电极温度较高，为避免皮肤灼伤，如贴附时间超过 4 小时时，需更换贴附部位。

（4）对于各种休克、末梢循环障碍、严重水肿等病人由于皮肤血流灌注不良，不宜使用无创血气监测。

二、连续性血液净化

血液净化是指利用一定的仪器和设备，将病人血液引流出体外，经一定程序清除体内某些代谢废物或有毒物质，再将血液引流回体内的方法。连续性血液净化（continuous blood purification，CBP）是以缓慢的血流速和（或）透析液流速，通过弥散和（或）对流，进行溶质交换和水分子清除的血液净化治疗方法的统称，每天应用 24 小时或以接近 24 小时为治疗目标，是血液净化的方法之一。目前 ICU 多采用 CBP 清除体内代谢废物或毒物，同时纠正水、电解质与酸碱失衡。

（一）适应证

1. 肾脏疾病

（1）重症急性肾损伤：伴血流动力学不稳定和需要持续清除过多水分或毒性物质，如重症急性肾损伤合并严重电解质紊乱、酸碱代谢失衡、高分解代谢、心力衰竭、肺水肿、脑水肿、急性呼吸窘迫综合征（ARDS）、外科术后、严重感染等。

（2）慢性肾衰竭：合并急性肺水肿、尿毒症脑病、心力衰竭、血流动力学不稳定等。

（3）少尿病人而又需要大量补液，如全静脉营养、各种药物治疗时。

2. 非肾脏疾病 包括全身炎症反应综合征、多器官功能障碍综合征（MODS）、脓毒血症或败血症性休克、ARDS、挤压综合征、乳酸酸中毒、急性重症胰腺炎、心肺体外循环手术、慢性心力衰竭、肝性脑病、药物或毒物中毒、严重液体潴留、需要大量补液、电解质和酸碱代谢紊乱、肿瘤溶解综合征、先天性代谢障碍、过高热等。

（二）临床应用

1. 基本结构 由泵、监测装置、置换液加温、液体平衡装置4个部分组成（图3-20）。

2. 操作步骤

（1）操作前准备

1）环境准备：一般在基础护理后开始血液净化，对环境进行消毒，如地面、桌面的消毒液擦洗，严格限制病人家属进入CBP的场所等。配制置换液的场所必须具有空气净化装置。

2）进行心电血压监测。

3）病人准备：了解目的、意义、注意事项，主动配合，

4）护士准备：着装整齐，洗手、戴帽子、口罩、手套。

5）物品及药品准备：①常用物品：备用抗凝剂、血制品、透析液（由透析机产生）、置换液、肝素溶液生理盐水、消毒液、棉签、注射器等；②CBP用品：CBP机、配套CBP管路、高通量滤过器、注射器、无菌纱布、消毒液、无菌治疗巾等；③抢救物品：各类抢救药物、氧气、心电监护仪、呼吸机、吸引器等。

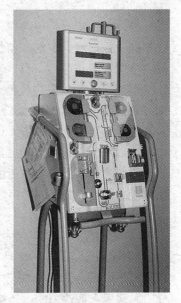

图3-20 CBP机

（2）操作方法

1）治疗前准备：①检查并连接电源，打开机器电源开关；②安装CBP血滤器及管路，安装置换液，连接置换液、生理盐水预冲液、抗凝用肝素溶液及废液袋，打开各管路夹；③进行管路预冲及机器自检；④CBP机自检通过后，检查显示是否正常，发现问题及时处理，同时关闭动脉夹和静脉夹。

2）治疗开始：①设置血流量、置换液流速、透析液流速、超滤液流速及肝素输注速度等参数，此时血流量设置在100ml/min以下为宜；②将管路动脉端与导管动脉端连接；③打开管路动脉夹及静脉夹，开始运转，放出适量管路预冲液后，连接静脉端，开始治疗；④逐步调整血流量等参数至目标量。

3）治疗过程中的监护：①检查管路是否紧密、固定连接，管路上各夹子松开，回路各开口关/开到位；②机器是否处于正常状态；③核对病人治疗参数设定是否正确；④专人床旁监测，观察病人状态及管路凝血情况，每小时记录病人生命体征、治疗参数及治疗量，核实

是否与医嘱一致；⑤严密监测病人的生命体征；⑥根据机器提示，及时补充肝素溶液，倒空废液袋、更换管路及透析器；⑦在 CBP 治疗时及治疗后应及时监测，使病人达到电解质及酸碱平衡最佳状态。

4）治疗结束：①结束治疗时，准备生理盐水、消毒液、无菌纱布、棉签等物品；②分离动脉端与留置导管动脉端，将管路动脉端与生理盐水连接，血流速减至 100ml/min 以下，开启血泵回血；③回血完毕分离管路静脉端与留置导管静脉端；④消毒留置导管管口，根据管腔容量封管，包扎固定；⑤卸下透析器、管路及各液体袋。关闭电源，擦净机器待用。

3. 并发症及处理

（1）低血压：低血压是血液净化过程中常见的急性并发症之一，发生率 25%～50%。低血压可造成血流量不足，以致超滤困难，透析不充分等。有症状的低血压也是病人提早结束血液净化的主要原因，所以应尽量避免。低血压典型症状是恶心、呕吐、冷汗、肌肉痉挛等，重者常表现为呼吸困难、面色苍白、头晕、心率加快、一过性意识丧失甚至昏迷。发生低血压时应迅速将病人平卧，头低位，同时减少血泵流速，调低超滤并立即快速静推生理盐水 100～200ml。

（2）失衡综合征：失衡综合征指在透析中、后期或结束后不久出现的与血液净化有关的以神经系统症状为主的一组综合征，易发生于最初几次血液净化和使用大面积高效净化器时。早期表现为恶心、呕吐、烦躁及头痛等，严重者表现为抽搐、精神失常、癫痫样发作、昏迷甚至死亡。一旦发生失衡综合征应予吸氧，静脉注射高渗溶液，必要时遵医嘱给予镇静剂，同时缩短血液净化治疗时间。症状严重者则应立即终止，静脉滴注 20% 甘露醇并根据病情采取必要的抢救措施。

（3）肌肉痛性痉挛：在血液净化过程中，肌肉痛性痉挛发生率约 20%，常与低血压有关。肌肉痛性痉挛多发生在透析的中后期，尤以老年人多见。好发于下肢如足部、腓肠肌，病人焦虑难忍。发生肌肉痛性痉挛时可采取降低超滤速度，输注生理盐水 100～200ml 或高渗糖可使症状缓解。

（4）心律失常：是猝死的主要原因之一。临床上可出现各种类型的心律失常，以心房扑动、心房颤动最为常见，室性心律失常以频发室性期前收缩为主，严重者可发生心室颤动。应根据不同病因和心律失常类型给予相应处理，对顽固性反复发作，尤其合并有严重器质性心脏病病人应改为腹膜透析。

（5）空气栓塞：空气栓塞指血液净化过程中，空气进入人体引起的栓塞。是血液净化的严重并发症，常有致命性危险。表现为血压迅速下降、发绀、抽搐、昏迷，甚至因呼吸、心搏骤停而死亡。一旦发生空气栓塞应立即夹闭静脉管道，停止血液净化，同时病人取左侧卧位，降低头部，抬高下肢，使空气进入右心房顶端。当出现严重心脏排血障碍时，应考虑行右心室穿刺抽气。处理过程中，禁忌行心脏按摩，以免空气进入肺血管床和左心室而引起全身动脉栓塞。

4. 护理措施

（1）保持血液管路通畅：观察血液管路，滤器是否有覆盖层，颜色是否鲜明；触摸血液管路温度。如发现滤过液减少，血液颜色变深及系统有覆盖层，表示有堵塞征象，应终止治疗，准备好新的血液管路系统后再恢复治疗。

（2）深静脉导管的护理：检查导管是否牢靠，通畅；有无渗血；使用后用肝素盐水封管防止血栓形成，用肝素帽封闭管口，无菌包扎。

（3）穿刺部位的护理：用无菌敷料覆盖，观察有无出血、扭曲及感染征象。

（4）观察生命体征：CBP治疗过程中，应密切监测病人的生命体征、血氧饱和度、中心静脉压，持续心电监护，及时发现和处理各种异常情况。

（5）监测血电解质及肾功能：肾功能不全病人可出现电解质及酸碱失衡。治疗时使用的置换液含生理浓度的电解质及碱基，能及时有效地纠正这种内环境紊乱。配制置换液时须遵医嘱将钾、钠、钙、镁等电解质加入其中，做到现配现用，严格执行查对制度，无误后方可用于病人。治疗过程中，定时检测病人的电解质、酸碱情况及肾功能，以便及时了解治疗效果，并根据检测结果调整置换液配方，以保证病人内环境稳定。

（6）液体的管理：血液净化中实施液体管理必须贯彻液体清除及液体平衡的原则，明确液体管理目标，监测可能出现的错误，及时调整液体平衡方案。在液体管理中，严密的监护是血液净化治疗成功的关键。

（7）做好基础护理：病人治疗期间病情危重，接受治疗时间长，不能自主活动，生活不能自理，应做好各项基础护理工作。

（战明侨　何　敏）

 自测题

单项选择题

1. 使用心电监护仪时5导联电极安放法RA的位置（　　　）

　A. 在胸骨右缘锁骨中线第1肋间

　B. 在右锁骨中线剑突水平处

　C. 在胸骨左缘第四肋间

　D. 在胸骨左缘锁骨中线第1肋间

　E. 在左锁骨中线剑突水平处

2. 在做有创血压检测时，以下最常用的动脉穿刺部位是（　　　）

　A. 桡动脉　　　　　　　B. 肱动脉　　　　　　　C. 足背动脉

　D. 腋动脉　　　　　　　E. 股动脉

3. 有创血压监测时导管内应注入的液体是（　　　）

　A. 5%葡萄糖　　　　　　B. 5%葡萄糖盐水　　　　C. 蒸馏水

　D. 生理盐水　　　　　　E. 胶体溶液

4. 休克指数等于1时，失血量占血容量的（　　　）

　A. 10%～20%　　　　　　B. 20%～30%　　　　　　C. 30%～40%

　D. 40%～50%　　　　　　E. 50%～60%

5. 临床上，血氧饱和度低于（　　　）提示有低氧血症

　A. 100%　　　　　　　　B. 96%　　　　　　　　　C. 90%

　D. 80%　　　　　　　　　E. 60%

6. 中心温度**不包括**（　　　）

　A. 直肠温度　　　　　　B. 食管温度　　　　　　C. 鼓膜温度

　D. 鼻咽温度　　　　　　E. 腋下温度

7. 上肢安置电极的位置（　　　）

A. 腕关节上 1 寸处   B. 腕关节上 2 寸处

C. 腕关节上 3 寸处   D. 腕关节上 4 寸处

E. 腕关节处

8. V_9 导联的位置（   ）

  A. 左腋中线与 V_4 同一水平面上   B. 左腋后线与 V_4 同一水平面上

  C. 左腋前线与 V_4 同一水平面上   D. 左肩胛线与 V_4 同一水平面上

  E. 后正中线与 $V_4 \sim V_8$ 同一水平面上

9. 有创呼吸机**不适用**于（   ）

  A. 呼吸肌麻痹   B. 慢性呼吸衰竭急性加剧

  C. 外科术中通气支持   D. 外科术后通气支持

  E. 急性心功能衰竭

10. 有创呼吸机时，长期带机病人撤机前常选择的模式是（   ）

  A. 辅助通气   B. 控制机械通气

  C. 辅助—控制通气   D. 压力支持通气

  E. 同步间歇指令通气

11. 成年人潮气量（VT）一般设置为（   ）

  A. 8～10ml/kg   B. 12～19ml/kg   C. 5～12ml/kg

  D. 10～19ml/kg   E. 以上都不对

12. 有创呼吸机吸 / 呼比一般设为（   ）

  A. 1.5～2.0∶1   B. 1∶1.5～2.0   C. 1∶2.5～3.0

  D. 1∶1   E. 以上都不对

13. 下列**不适宜**撤机的是（   ）

  A. 病人无焦虑   B. 病人无疲劳   C. 病人无低氧血症

  D. 病人无自主呼吸   E. 咳嗽、吞咽反射良好

14. 气道高压报警常见于（   ）

  A. 通气回路漏气   B. 氧浓度设置过高   C. 压缩空气的压力过高

  D. 气道阻塞   E. 以上都不对

15. 有创呼吸机通气支持直接引起的并发症有（   ）

  A. 肺部感染   B. 气压伤   C. 通气过度

  D. 心血管功能抑制   E. 以上都对

16. 无创呼吸机适用于（   ）

  A. 心跳呼吸停止   B. 心源性肺水肿病人

  C. 易发生误吸可能如颅内高压者   D. 面部创伤

  E. 病人不配合者

17. 对继发于室颤的心脏骤停，及时有效的电除颤是复苏成功的关键。双相波除颤仪能量选择为（   ）

  A. 360J   B. 200～250J   C. 120～200J

  D. 100～150J   E. 以上都不是

18. 下列**不是**使用输液泵的目的的是（   ）

  A. 准确控制输液速度

B. 使药物速度均匀、用量准确进入病人体内

C. 节约护理人力

D. 保障小剂量药物持续进入体内

E. 为了更科学地实施治疗

19. 亚低温治疗仪水温的设定范围是（　　　）

A. 10～20℃ B. 10～15℃ C. 3～20℃

D. 5～15℃ E. 15～20℃

20. 临床上缺氧分为三度，轻度缺氧指 PaO_2 为（　　　）

A. 80～100mmHg B. 60～80mmHg C. 40～60mmHg

D. 小于40mmHg E. 以上都不对

第四章　重症监护病人的导管护理

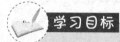
学习目标

1. 掌握各种导管的护理原则及其护理措施。
2. 熟悉各种导管护理的适应证和禁忌证。
3. 了解各种导管的置管步骤及注意事项。
4. 学会经外周静脉置入中心静脉导管、胃肠减压管、气管切开的置管步骤及护理措施。

重症监护病人病情危重，自身抵抗力和免疫力均低下，侵入性操作多，随时处于生命危险之中。在现代医学领域，导管技术已经愈来愈多的运用于临床诊断和治疗中，对于病情观察和诊断治疗手段的创新具有不可估量的作用。同时也开创了新的医学领域，提高了诊断治疗的精确率，延长了病人的生命，使病人的生存质量得到明显的提高。导管的分类如下。

按置管专科分类：①普通导管：指所有临床科室均可能使用的管道，如胃管、肛管、氧气管、导尿管、静脉输液管等；②专科导管：指使用要求较高、使用范围相对专科性强的管道。如外科的各种引流管和造瘘管、呼吸科的气管切开套管、五官科的各种冲洗管等。

按置管目的分类：①输出管道和输入管道：输出管道是指将各种液体引流出体外的管道；输入管道则是指将营养素、药物等物质输入体内的管道。②治疗管道和诊断管道。

按临床管道作用机制分类：①引流管道；②扩张管道；③支撑管道；④导引管道。

管道护理的一般原则：妥善固定、保持通畅、预防感染、严密观察。

管道技术的应用原则：无菌原则、目的性原则、安全性原则、知情同意原则。

第一节　静脉与动脉导管的护理

静脉治疗是一项十分重要且不可或缺的治疗方法。一百多年的临床应用，使静脉治疗不仅在输液制剂、输液监测方面有了很大发展，同时在输液器具和输液技术上也有了很大的突破。输液路径的选择越来越多，目前除了传统的周围静脉输液外，还有经外周静脉置入中心静脉导管（peripherally inserted central catheters，PICC）、中心静脉置管（central venous catheter，CVC）、植入式静脉输液港，这些新技术的应用，为病人的抢救和治疗，提供了重要的保障。

一、中心静脉导管的护理

中心静脉导管常用于抢救危重症病人，属于深静脉置管。通常经皮穿刺，选择经锁骨下静脉、右颈内静脉或颈外静脉，将导管插入上腔静脉，也可经股静脉将导管插入下腔静脉。临床最常用的是锁骨下静脉和颈内静脉置管，股静脉置管应用较少。

（一）适应证及禁忌证

1. 适应证

（1）严重创伤、休克、急性循环衰竭或多器官功能衰竭等危重症病人，需定期监测中心静脉压者。

（2）低血容量休克或消耗性疾病，外周静脉塌陷时，需快速输血、补液，行静脉高营养者。

（3）输入高渗液体或对周围血管有强烈刺激性药物时。

（4）心房心电图记录，放置心内起搏器及心导管行冠状动脉造影时。

（5）体外循环下各种心脏手术。

（6）需长期持续输液而外周静脉穿刺困难者。

2. 禁忌证　穿刺部位有皮肤损伤感染；有凝血功能障碍或者广泛上腔静脉血栓形成；烦躁不安且不予配合的病人。

（二）操作步骤

1. 病人准备　取平卧位，头转向穿刺的对侧，肩颈下可垫小枕，充分暴露穿刺区域；常规备皮及消毒穿刺部位皮肤。

2. 用物准备　静脉穿刺包，一次性中心静脉输液导管 1 套，利多卡因，无菌手套，生理盐水，肝素钠，注射器数个，透明敷贴，静脉三通，75% 乙醇、安尔碘，输液等用物。

3. 穿刺路径

（1）锁骨下途径：常用路径为锁骨中、内 1/3 交界处下方 1cm 处为穿刺点，注射器和穿刺针与额面平行，穿刺针指向胸骨上窝，紧贴在锁骨后，对准胸骨柄上切迹进针，深度为 3～5cm（图 4-1）。当针头进入锁骨下静脉时，即有大量血液流入注射器，再继续推进 2～3cm。穿刺过程中始终保持一定的负压。插入金属引导丝及硅胶导管，最后拔除引导丝，缝合、固定硅胶导管，或做一隧道从远处皮肤引出。

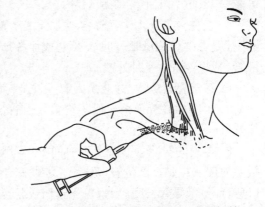

图4-1　经锁骨下途径行锁骨下静脉插管

（2）颈内静脉：颈内静脉位置比较固定，在休克情况下不易塌陷，抢救危重症病人较易穿刺成功。以胸锁乳突肌的锁骨头、胸骨头和锁骨三者所形成的三角区的顶部为穿刺点。针尖沿胸锁乳突肌的方向，向下、外、后缓慢进针，边进针边缓慢抽吸，始终保持针管内轻度负压。当刺入颈内静脉即有暗红色血液回流，将血液轻轻推入，如无阻力，表示血流通畅。然后按锁骨下静脉穿刺置管术的步骤完成导管的置入。

4. 观察　整个穿刺过程注意观察有无咳嗽、气促和呼吸困难，防止气胸的发生。观察局部有无渗血渗液，肿胀出血。

5. 固定　可用缝线和透明敷料双重固定，防止滑脱。

6. 不同途径中心静脉置管的比较（表4-1）。

表4-1 不同途径中心静脉置管的比较

	锁骨下静脉	颈内静脉	股静脉	颈外静脉
体位要求	头后倾、仰卧位	头后倾、仰卧位	平卧、下肢外展位	无特殊要求
穿刺难易程度	技术要求高	较容易	较容易	较容易
置管时间	可保留1～4周	可保留1～4周	可保留1～3周	可保留1～3周
血流量	大	大	与大腿位置有关	小于300ml/min
危及生命的并发症	发生率高	发生率低,很少威胁生命	并发症少、较轻,感染发生率高	很少发生
其他并发症	较少	狭窄发生率很低	易发生血栓和感染	狭窄发生率低

（三）护理措施

1. 置管前护理 向病人及家属解释置管目的及注意事项,消除恐惧心理,取得配合。保持病室安静整洁,温湿度适宜。

2. 严防感染 严格执行无菌操作。每天对穿刺部位常规消毒,观察穿刺针周围有无血肿、渗血,并更换无菌敷料,有渗血渗液时立即更换;每次分离导管接口时必须用安尔碘棉签消毒导管口;可在透明敷料上写明穿刺日期、更换日期及导管长度等。拔管时常规做导管尖端微生物培养。

3. 导管护理 用缝线和透明胶布双重固定导管,防止导管滑脱。在开放静脉前需先抽回血,确定导管在静脉内方可输液或推药。每天输液完毕后或者输注高渗溶液后,需用肝素稀释液或生理盐水冲管,防止导管内血液凝固及栓塞。长期输液病人应每天更换输液器、胶管和三通管等,连接处应旋紧,防止空气栓塞。

4. 严防空气栓塞 由于导管进入上腔静脉,病人吸气时可能产生负压,因此输液时不可滴空,以防空气进入,形成气栓。

5. 避免导管脱出 在连接头皮针或更换输液器时,应注意回抽血液,查明未见回血的原因,是否因导管滑脱、扭曲、折弯或血栓堵塞等。如果为血栓栓塞,不要盲目用力冲开输液管,应报告医生及时处理。

6. 密切观察病情,注意病人有无气胸、血胸、气栓、神经损伤、感染等并发症。

7. 中心静脉管道内一般不得输入血管活性药物以免血管周围组织坏死。必要时可重新建立静脉通道。

8. 导管的拔除 导管留置时间1～4周,可根据治疗所需由医生决定留置时间。导管拔除时应从穿刺点部位轻慢拔出,立即压迫止血,用敷料固定,每24～48小时换药直至创口愈合,测量导管长度,观察有无损伤或断裂并做好记录。

二、漂浮导管的护理

漂浮导管（Swan-Ganz 导管）是前端装有热敏电阻和气囊的中心静脉导管。是 Swan 和 Ganz 研制的顶端带胶囊的多腔、不透 X 线的聚氯乙烯导管。漂浮导管经右颈内静脉插入,经上腔静脉到右心房,顶端气囊充气后,使导管顺血流漂入右心室、肺动脉及其分支,使其嵌在肺小动脉上,用于测量肺动脉楔压（PAWP）、中心静脉压（CVP）、肺动脉压（PAP）和肺毛细血管楔压（PCWP）、计算心搏出量（CO）、肺血管阻力等多项心血管指标。Swan-Ganz 漂浮导管构造（图4-2）,其构造及功能见表4-2。

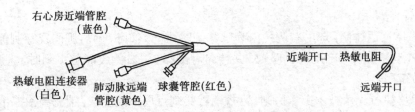

图 4-2 Swan-Ganz 漂浮导管构造

表 4-2　Swan-Ganz 漂浮导管构造及功能

导管名称	颜色	开口距顶端距离（cm）	功能
肺动脉导管	黄色	0	测量 PAP、PCWP
中心静脉导管	蓝色	30	测量 CVP
球囊导管	红色	2	充气 1.2ml，使导管漂浮到预定部位
热敏电阻导管	白色	2	测量 CO

（一）适应证

1. 急性心功能不全、心肌梗死、心力衰竭、心脏直视手术后伴有心排出量降低或泵功能不全者。

2. 严重创伤、灼伤，各种类型难治性休克者。

3. 呼吸功能衰竭，肺栓塞，持续肺动脉高压者。

4. 急性循环衰竭或多器官功能衰竭等危重症病人。

（二）禁忌证

1. 穿刺部位有皮肤损伤感染、胸壁畸形、胸或颈部外伤，不应经颈内静脉或锁骨下静脉穿刺，必要时作股静脉穿刺。

2. 凝血功能障碍或出血倾向。

3. 急性或亚急性心内膜炎；有严重心律失常未得到控制者。

（三）操作步骤

1. 物品准备　静脉切开器械包，心电监护仪，手术衣，手术巾，20ml 及 5ml 注射器，Swan-Ganz 漂浮导管，测压管，压力转换器，三通管，急救药物，肝素，生理盐水等。

 知识链接

置管前准备

1. 配制肝素生理盐水　500ml 生理盐水中加入 12 500u 肝素。

2. 测压导管连接　将测压管上的储液室接压力转换器，两个三通管分别接测压和输液管道。

3. 启动床边心电监护仪　把心电监护电极贴在病人胸前，连接各监护导线，，选择清晰的心电波形。

4. 把测压输液管插入 500ml 肝素生理盐水中，排尽管道内空气；将储液室内充满液体，在传感器表面滴上数滴注射用水，并与储液室紧密相贴。将传感器固定于床头专用支架上，传感器应与右心房同一水平，以保证测压的准确性。

5. 按动导联选择键，选择好压力通道并设置 0 点，振幅速度调至 30～60mm/s，扫描速度为 12.5mm/s。

2. 置管步骤

（1）选择合适体位：选用右侧颈内静脉穿刺时，病人仰卧，两肩胛间及穿刺侧肩胛下放入小毛巾卷以垫高穿刺侧，头后仰15°并转向对侧；选用右侧股静脉穿刺时，大腿外展、外旋，膝关节微屈。

（2）严格执行无菌技术操作原则，常规消毒穿刺点局部的皮肤，铺无菌治疗巾。

（3）检查漂浮导管：①检查气囊是否完整和对称：向气囊内注入1～1.5ml的气体，看气囊是否充气，有无偏心，然后置入无菌生理盐水中，有无漏气；②检查各管腔是否通畅：可先用生理盐水，冲洗导管管腔，再用肝素生理盐水冲洗、排尽腔内气体。

（4）测量穿刺点至胸骨角的长度，并在导管上做好标识，通过导管鞘将导管轻轻送入，当到达标识处时，导管即进入右心房。

（5）将黄色导管与压力传感器相连，同时将导管向前推进，密切观察监护仪上的压力波形以判断导管位置（图4-3）。

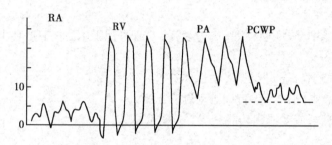

图4-3　导管行进各阶段所显示的压力波形示意图

（6）当导管经右心房到达右心室时，可将导管顺时针方向旋转着前进。当导管从右心室向肺动脉推进时，将导管向逆时针方向旋转，避免导管在心房或心室内打结或缠绕。每次推进导管长度不得超过2～3cm。若置管中见不到预期波形，则可能是导管在心腔内缠绕或打结，即刻将气囊内的气体抽空再后退10cm，然后重新充气向前推进导管。必要时在X线透视下插入导管。

（7）当气囊到达肺动脉末梢时，可见压力波形振幅突然变小，压力在6～12mmHg范围内波动。此时若将气囊放气，压力为22～30mmHg左右，这是导管到达肺动脉末梢的压力变化特征。气囊充气时所测得的压力就是PAWP，而在放气后所测得的压力就是PAP。气囊充气时间不可过长，一般为10～30个心动周期获得肺动脉楔压波形后迅即放气，长时间充气可造成肺梗死。

（8）固定并用无菌敷料覆盖穿刺部位，导管留置时间不宜超过72小时。

3. 测压

（1）测压前先检查所设置的参数和传感器的高度是否正确。

（2）测压时，先旋转测压管上的一侧三通开关，使之与大气相通进行校零，然后关闭；再旋转另一侧三通开关使压力管道与压力传感器相通，此时可测得肺动脉压并记录。

（3）向气囊内注入1.2ml气体后，将其开关关闭，此时测得压力为PAWP。

（4）当测定CVP值时，将测压管放至中心静脉管道上，同测肺动脉压的方法进行测压。

（5）测压结束后，及时将测压管重新连接于肺动脉测压管道上，并接通管道冲洗系统，持续用肝素生理盐水冲洗，每小时加压冲管1次，防止管腔被血凝块阻塞。

（6）测定心输出量时，先将病人姓名、性别、身高、体重等数据输入计算机内，取两瓶温度为 1～4℃的 500ml 生理盐水，放入冰槽内 500ml，瓶内插入与床旁监护仪相连的水温计；从另一瓶生理盐水瓶内抽取 5ml，抽液时避免用手握液体瓶，以免影响液体温度，使数据产生误差。测量时打开监控开关，向中心静脉管道内快速注入冰盐水 5ml，此时屏幕上显示出升支与降支对称、波峰钝圆的波形和数据。此操作应重复 3 次，记录其平均值（图 4-4）。

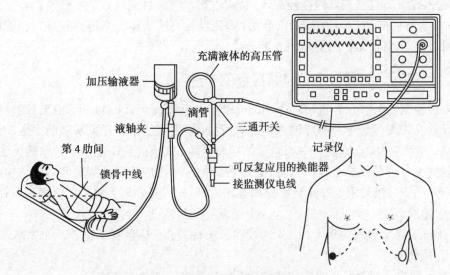

图 4-4　Swan-Ganz 导管插管测压

（7）所需各指标测量完毕后，关闭测压系统，检查各管道连接是否正确，并开放冲管系统，待病人无不适后方可离去。

（四）护理措施

1．术前护理同中心静脉置管术护理　必须严格遵守无菌技术操作原则，插管部位每日消毒并更换敷料，注意局部皮肤的温度及颜色，有无渗出。

2．术中应严密观察心率、血压变化，如病人出现心慌、胸闷、心律失常等并发症，应立即进行对症处理，症状严重时应停止操作进行检查。

3．保持导管通畅　每隔 1～2 小时用肝素生理盐水冲洗肺动脉导管和右心导管，防止血栓形成。冲洗的方法可以间断推注也可以连续冲洗。

4．保证各检测值的准确性　测压时注意生理影响因素，如呼吸对肺动脉压的影响，深吸气时所测得肺动脉压明显低于平静呼吸时，因此，测压时应嘱病人平静呼吸。

5．并发症的观察　在漂浮导管测压的操作过程中可能出现肺梗死、肺小动脉分支破裂出血、动静脉瘘；导管插入引起的心律失常；锁骨下静脉或颈内静脉穿刺所引起的气胸、血胸、血肿、穿刺部位感染及导管相关败血症等。因此，置管应谨慎小心，密切观察病人反应，及时处理并发症，必要时终止插管。此外，导管插入过程中可能引起导管在心腔内打结、缠绕等，应在缓慢前进中转动导管，防止置管失败。

6．严密监测　置管术后应严密监测病人的脉搏、呼吸、血压及体温的变化。如术后 1～2 天出现持续高热，应查明原因及时处理。

7．正确理解和判断肺动脉压和肺动脉楔压测定的临床意义。正常人肺动脉收缩压 PAP 为 22～30mmHg，舒张压 10mmHg，平均动脉压为 26mmHg。肺动脉压降低常见于低血容量性休克及心源性休克。肺动脉高压常见于先天性心脏病修补术后及原发性肺动脉高压等。

8. 密切观察监护仪上的心电波形与心脏内各部压力波形的变化,以确定测压导管尖端在心脏内的位置,当其数值或波形发生异常时,在排除病情变化的因素后,注意检查压力传感器是否在零点,导管及传感器内是否有回血、气泡,是否通畅等,并及时处理。

9. 测 PCWP 时气囊充气应缓慢进行,待出现楔形图形后记录数字并放气。

10. 拔出导管时,必须检测心率、心律,避免发生严重心律失常等并发症。拔管后立即压迫止血。留置时间一般不超过 3~5 天。

三、经外周静脉置入中心静脉导管的护理

经外周静脉置入中心静脉导管(peripherally inserted central catheter, PICC)是一种从周围静脉导入且末端位于中心静脉的深静脉置管技术,主要适用于长期输液的病人。其操作简单安全,并发症少,且降低了中心静脉的穿刺风险和感染几率,延长了导管的留置时间,同时减轻病人痛苦并保护血管。目前 PICC 导管的应用已成为发达国家和地区继中心静脉导管之后的又一种极其重要的输液途径和方式,为医护人员和病人提供了更多种选择。

(一)适应证

1. 需长期静脉输液的病人,但外周浅静脉条件差,不易穿刺成功者。如休克、急危重症、器官衰竭等。

2. 需反复输注刺激性强的药物或毒性药物治疗者。如化疗药物等。

3. 长期输入高渗透性或黏稠度较高的药物,如高糖、脂肪乳、氨基酸等。

4. 需接受大量液体而使用输液泵或压力输液者。

5. 需每日多次静脉抽血检查或经常测量中心静脉压者。

(二)禁忌证

1. 病人肘部静脉条件太差或穿刺部位有感染或损伤。

2. 病人有出血倾向,身体条件不能承受插管操作,如凝血机制障碍,免疫功能缺陷者慎用。

3. 选择的穿刺静脉有放射治疗史、静脉血栓形成、外伤史、血管外科手术史、乳腺癌根治术后患侧。

(三)操作步骤

1. 物品准备　PICC 穿刺包,治疗盘(内置安尔碘、乙醇、生理盐水、肝素、注射器、止血带、皮尺、胶布、无菌手套等),PICC 套件(PICC 导管、穿刺针及插管鞘、减压筒、连接器、肝素帽、固定翼,见图 4-5)。根据病人年龄及体重选择导管,数字愈小导管愈细,尽可能选择型号最小、最细的导管。

2. 选择合适的静脉　评估病人的血管状况,选择贵要静脉为最佳穿刺血管,其次为肘正中静脉、头静脉、腋静脉和无名静脉。在预期穿刺部位以上扎止血带,选好后松开止血带。

3. 测量定位　测量导管尖端的位置,测量时手臂伸直并外展与躯干成 90°。①上腔静脉测量法:从预定穿刺点沿静脉走向量至右胸锁关节再垂直向下至第 3 肋间。②锁骨下静脉测量法:从预定穿刺点沿静脉走向至胸骨切迹,再减去 2cm。③若从左上肢穿刺,其长度则应再加上两乳头间距的长度。(图 4-6)

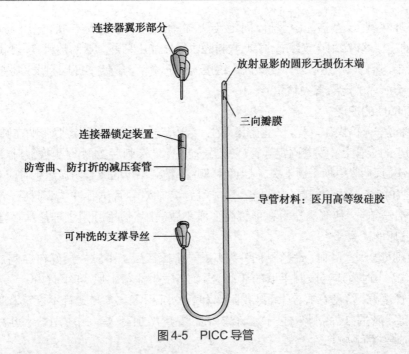

连接器翼形部分

放射显影的圆形无损伤末端

三向瓣膜

连接器锁定装置

防弯曲、防打折的减压套管

导管材料：医用高等级硅胶

可冲洗的支撑导丝

图 4-5　PICC 导管

4. 建立无菌区　严格无菌操作，戴无菌手套。助手准备肝素帽，抽吸生理盐水，将无菌治疗巾垫在病人手臂下。

5. 消毒穿刺点　①按照无菌原则以穿刺点为中心消毒，范围为穿刺点上下 15cm，两侧至臂缘。②先用乙醇清洁脱脂，再用碘伏消毒。各消毒三遍，等待两种消毒剂自然干燥。③穿无菌手术衣，更换手套。④铺孔巾及治疗巾，扩大无菌区。

6. 预冲导管　用肝素生理盐水溶液冲洗导管、穿刺针、连接器及肝素帽，检查导管是否通畅，有无破损。

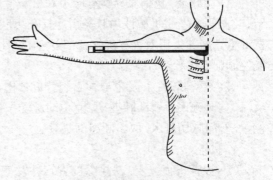

图 4-6　测量置入导管长度

7. 静脉穿刺　①局部浸润麻醉后，扎止血带，穿刺进针角度为 15°～30°，直刺血管，一旦有回血立即放低穿刺角度，推入导入针，确保导入鞘管的尖端也处于静脉内，手按压插管鞘尖端处的血管，再送套管；②从导引套管内取出穿刺针，松开止血带，左手示指固定导入鞘避免移位。用中指轻压在套管尖端所处的血管上，减少血液流出，然后从导入鞘管中抽出穿刺针。

8. 置入中心静脉导管　将导管逐渐送入静脉，用力要均匀缓慢。当导管的顶端到达病人的肩部时，让病人把头转向插管的上肢方向，并将下颚贴在肩部，以降低导管尖端误入颈内静脉的可能性。

9. 退出导引套管　当导管置入预计长度时，即可退出导入鞘。然后手指压套管端静脉，稳定导管，从静脉内退出套管，使其远离穿刺部位。

10. 撤出导引钢丝　将导管与导丝的金属柄分离，一手固定导管，一手移去导丝，移去导丝时，动作要轻柔。

11. 确定回血和封管　首先用生理盐水注射器抽吸回血，并注入生理盐水，确定是否通畅。然后连接肝素帽或者正压接头。最后用封管液正压封管。

12. 清理穿刺点，覆盖无菌敷料，固定导管，将体外导管放置呈 S 状，先用无菌胶布固定 PICC 导管的连接器，穿刺点置纱布，透明敷料吸收渗血加压粘贴。透明敷料覆盖到连接器的翼形部分的一半，然后以抗过敏胶布交叉固定连接器和肝素帽，并在衬纸上标明穿刺置管日期。

13. X 线拍片确定导管尖端位置。

（四）PICC 的护理

1. 严格遵守无菌操作规程，防止感染发生。导管定位后，使用固定胶带贴在圆盘上（而不是固定在细小的导管上），妥善固定导管，防止导管脱落。穿刺后 24 小时更换敷料，纱布敷料更换每两天 1 次，透明膜更换每周 1 次，但当敷料潮湿、粘贴不牢固或有明显污染时应立即更换。

2. 保证 PICC 导管的通畅，静脉输液完毕后，定期对导管进行冲洗和封管，最好用生理盐水冲管，推停结合，使等渗盐水在导管内形成小漩涡，然后用肝素生理盐水封管。

3. 并发症的观察

（1）穿刺处出血、渗血：最常见的并发症之一，插管后 4 小时内最好在穿刺点放置沙袋压迫止血。24 小时内适当限制手臂的活动，出血多发生在穿刺后 24 小时内。

（2）导管堵塞：常见有血栓、纤维鞘阻塞和药物沉积等。多与封管不规范及长期输入脂肪乳剂、血浆、清蛋白、高刺激性药物，病人血液黏度增加有关。用生理盐水脉冲冲管正压封管是预防堵管的关键所在。

（3）静脉炎：包括血栓性静脉炎和机械性静脉炎。机械性静脉炎表现为穿刺点红肿、硬结、化脓等。发生机械性静脉炎后应抬高患肢，避免剧烈运动，用硫酸镁或庆大霉素溶液交替湿敷。局部外用双氯芬酸软膏；发生血栓性静脉炎后应热敷，并用尿激酶溶栓，若炎症不能控制则需拔管。

（4）导管断裂：若发生导管断裂就近使用止血带在病人上臂较高位置结扎，以阻止静脉反流，同时触摸手臂动脉搏动，避免动脉受压供血中断，然后利用 X 线或 CT 确认导管断端位置，行静脉切开术，取出断裂的导管。

4. 拔管

（1）拔管指征：①无法排除的置管并发症：如导管堵塞或由导管引起的感染等；②全部治疗结束；③置管时间超过 1 年以上。

（2）拔管方法：①让病人取舒适体位，置管侧上肢外展 45°～90°，手臂下放置一条止血带，以应付导管断裂的情况；②去除管道周围敷料，沿与皮肤平行方向轻缓地将导管拔除。不可强行用力，如拔管时阻力较大，可局部热敷 20 分钟再拔出；③测量导管的长度，检查导管是否完整；④剪取导管末端送细菌培养，监测导管是否污染；⑤有出血倾向的病人，加压止血时间要超过 20 分钟，无渗血出血方可撤离；⑥导管拔除后用无菌纱布覆盖伤口，再用透明敷贴粘 24 小时，以免发生空气栓塞和静脉炎。

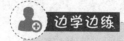

边学边练

实训五　经外周静脉置入中心静脉导管的护理

四、动脉导管的护理

（一）适应证

1. 需反复采取动脉血标本者。

2. 需要准确监测动脉血压者。

3. 动脉注射抗癌药物行区域性化疗时。

4. 实施某些特殊检查,如选择性动脉造影、左心室造影。

5. 术中需要进行血液稀释、控制性升压降压、低温麻醉者。

(二)禁忌证

1. 动脉侧支循环差(Allen's 试验阳性)(图 4-7),禁行同侧桡动脉穿刺。

2. 有出血倾向或处于抗凝治疗期间者。

3. 穿刺部位有感染者。

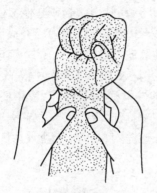

a. 受试侧手指握拳举
至心脏水平以上

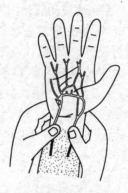

b. 紧压腕部桡、尺动脉,
手掌因缺血变得苍白

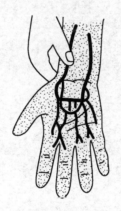

c. 松开尺动脉后 15 秒内手
掌转红,为 Allen's 试验
阴性

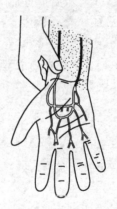

d. 若 15 秒后手掌未转红,
为 Allen's 试验阳性,

图 4-7 Allen's 试验示意图

 知识链接

Allen's 试验阳性

　　将穿刺侧手臂上举,嘱病人反复做握拳、松开动作,同时术者双手拇指一起压迫病人的桡动脉和尺动脉,使手掌发白,处于缺血状态,然后嘱病人手臂下垂手掌放松,放开压迫尺动脉的手指但桡动脉仍被压迫,此时观察手掌的颜色恢复正常的时间:7 秒内为侧支循环良好,7~15 秒说明侧支循环有损害,超过 15 秒者为该动脉侧支循环不良,此时桡动脉插管为禁忌。

（三）护理措施

1. 妥善固定 三通管道和穿刺针连接要紧密，避免动脉导管脱出影响血压监测，并造成局部血肿和出血。密切观察伤口和远端肢体的血运及皮温情况。

2. 准确测压 正确连接动脉压力传感器，设置模块的标名和标尺，传感器调零后测压，并保证传感器的位置与心脏在同一水平面，以保证所得结果准确。

3. 规范操作 在进行抽血和冲管时，要严防气泡进入管内，一旦发现气泡，要立即用注射器将其抽出，同时要制动被测肢体，以防空气进入动脉引起脑或其他部位梗死。

4. 保持通畅 动脉导管通过三通管连接肝素稀释液，管路内应充满肝素稀释液，无气泡，无血块。每30分钟冲洗管路，并经常观察动脉波型是否良好，保持管道通畅。

5. 做好记录 直接动脉测压应每小时观察并记录1次，危重症病人随时观察记录。

6. 并发症的防止及护理 感染是最主要的并发症，在操作过程中要遵循无菌操作原则，输液管和三通管应每天更换。如果发现穿刺部位红、肿、疼痛等异常情况，应立即拔管，拔管后有效按压，防止栓塞和形成血肿。另外，应定时应用肝素盐水加压冲洗压力连接管和导管，防止血栓和气栓形成。

第二节 外科引流管的护理

外科引流管护理是外科术后危重症病人的重点护理工作之一。通过正确的管道运用，可以促使手术创面缩小或闭合，使积存于体腔内、关节内、器官或组织的液体（如血液、脓液、炎性渗液、胆汁、分泌液等）引离原处和排出体外，以防止在体腔或手术野内蓄积，继发压迫症状、感染或组织损害。有利于伤口愈合、解除梗阻等。外科管道的护理遵循"通畅、无菌、观察、计量"的原则。

一、普通外科引流管的护理

普通外科引流管按置管目的可分为预防性引流和治疗性引流，常见有胃肠减压引流管，腹腔引流管，经皮经肝胆管引流管，胆管T形管，胰腺灌洗引流管，腋窝负压引流管，造瘘管，肛管等。

普通外科管道的护理原则为妥善固定、保持通畅、防止感染。

（一）适应证

1. 胃肠减压管 适用广泛，常应用于腹部手术前或术中胃肠减压；也可用于肠梗阻，胃肠穿孔的非手术治疗等。

2. 腹腔引流管 在腹腔外科手术中极为重要，可以避免血液、消化液、渗出液等在腹腔内或手术腔内积聚，减少组织损伤和继发感染，同时为腹腔感染性疾病或肿瘤病人术后提供局部治疗途径。

3. 肝管引流管 主要适用于恶性肿瘤、梗阻性黄疸的姑息治疗，也可用于梗阻性黄疸病人术前缓解黄疸症状。

4. 胆道T形管引流管 主要适用于原发性或继发性胆总管结石、胆道蛔虫、肿瘤等引起肝外胆管压力增高，肝总管坏死、穿孔，肝外梗阻性黄疸等。

5. 胰腺灌洗引流管 是急性出血坏死性胰腺炎常用的治疗方式，利用双套管负压吸引，使渗出液体及时排出，减少毒素的吸收。也适用于胰腺脓肿和胰腺假性囊肿合并感染。

6．胃、空肠、结肠造瘘管　主要适用于胃肠道手术后，用来减轻腹胀、降低胃肠腔内压力，减少毒素吸收。同时对于胃肠功能良好需要行肠内营养支持者的治疗方式；空肠造瘘也常作为肿瘤病人放疗或化疗期间的辅助治疗。

边学边练

实训六　胃肠减压管的护理

（二）护理措施

1．置管前护理　给病人解释清楚置管的目的、方法、重要性及注意事项，取得病人配合，消除病人恐惧心理，减轻其心理负担。

（1）胃肠减压期间应禁食、禁饮，一般应停口服药物。

（2）根据不同引流管的引流目的，采取不同的合适体位。

2．妥善固定

（1）引流管接无菌引流袋后，妥善固定引流管和引流袋，引流管长度适中，用胶布妥善固定导管于腹壁皮肤上，并每天更换胶布，防止病人在变换体位时压迫、扭曲或因牵拉引流管而脱出。

（2）胃或空肠造瘘时，应用缝线将之固定于腹壁。并在营养管进入鼻腔处做好标记，每4小时检查1次，以识别营养管有无移位。若病人突然出现腹痛、管道周围有营养液渗出或腹腔引流管引流出营养液时，应考虑到造瘘管移位、营养液进入腹腔。应立即停止输入并清除渗漏的营养液，同时应用抗生素预防继发性感染。

3．保持管道通畅及有效引流

（1）病人常取半卧位，保持引流通畅，维持一定负压。平卧时引流管的高度应低于腋中线，站立或活动时应低于腹部切口，以防引流液逆流。若发现引流液减少，病人感到腹胀、伴发热，多为引流管阻塞或引流管脱落。

（2）避免引流管折叠、扭曲和受压，防止血凝块和纤维素沉淀阻塞导管引起阻塞，经常给以挤捏，保持引流通畅。

（3）引流管应持续维持有效负压，但不宜过大，以免损伤内脏组织和血管。每隔2～4小时用生理盐水10～20ml缓慢冲洗，保持管腔通畅。

4．严格执行无菌操作，预防感染。

（1）按无菌操作原则每天更换引流袋，注意无菌操作，防止袋内引流液倒流。

（2）保护引流管口周围皮肤，每日更换引流袋和引流管口的纱布，并以75%乙醇消毒，局部涂氧化锌软膏防止引流液浸渍皮肤引起破溃和感染。保持无菌敷料清洁干燥，如有渗液，及时更换。

5．注意观察并记录引流液的颜色、性状和量，以及有无残渣等，准确记录24小时引流量。

（1）腹腔引流管的引流液多为淡红色，24小时小于300ml。

（2）正常人肝脏每日分泌胆汁约600～1000ml，呈黄色，稠厚、清亮而无渣。肝胆引流术后24小时内引流量约为300～500ml。术后1～2天胆汁呈混浊的淡红色或淡黄色，以后逐渐加深，呈黄色。如引流液为血性，应考虑胆道出血，需及时应用止血药；若胆汁突然减少甚至无胆汁流出，则可能为管道受压、扭曲、折叠、阻塞、脱出或肝功能衰竭。

（3）胰腺灌洗引流术后24小时内胰液分泌量不多，一般为20～30ml，无色透明。术后3天，胰液分泌开始增加，为暗红色混浊液体，内含血块及坏死组织，每日可达50～100ml，2～3天后颜色渐淡转清。

6. 并发症护理

（1）感染：最常见的并发症。所以普通外科置管术一定严格无菌操作，定期更换引流袋。密切观察体温及伤口情况，防止渗液浸润性皮炎。

（2）出血：多发生在术后 24 小时内，密切观察有无血性液体引出，引流是否接负压装置，压力是否过大。同时应密切观察病人出血量，若每小时出血大于 100ml 且颜色鲜红，持续 3 小时以上，或病人血压下降、脉搏细速、面色苍白等休克征象，应警惕大出血发生。应立即通知医生并配合抢救。

（3）损伤：引流管长期压迫可损伤周围的脏器组织。如压迫肠管可引起肠粘连、穿孔。

（4）黄疸：在 T 管引流通畅的情况下，术后黄疸时间延长可能是肝功能受损、胆管狭窄或术中损伤胆管等，应密切观察血清胆红素浓度。

（5）慢性窦道形成：由于引流物黏稠、引流不畅，引流管长期放置，造成引流管与周围组织粘连，反复感染，形成慢性窦道。也可因胆管损伤，胆总管下段梗阻，管道脱出形成胆瘘。

7. 拔管

（1）拔管指征：病人体温正常并稳定 10 天左右、血白细胞计数正常、病人无腹痛、发热、黄疸消退、血象、血清胆红素正常、引流液每天少于 5ml 且性状正常可考虑拔管。

（2）拔管后观察伤口处有无渗漏，若有渗出应及时更换敷料。

（3）拔管后局部伤口以凡士林纱布覆盖，密切观察病人情况。

二、胸外科引流管的护理

心胸外科病人大多数为危重症病人，胸外科手术后置入引流管对病人的恢复和治疗具有非常重要的作用。引流管护理也是 ICU 护士的重点工作之一。

胸腔闭式引流术是胸外科和呼吸科最常见的一种治疗方法，是根据胸膜腔的生理特点，将胸腔引流管通过穿刺或在手术时置入胸腔，用于减压和引流，使胸膜腔内的血液、渗出液、气体及时引流排出，恢复胸腔内负压，维持纵隔的位置，促使肺复张，对于改善心胸外科手术后病人的呼吸困难和循环障碍，预防胸膜腔感染等有重要作用。作为一种治疗手段已经广泛地应用于血胸、气胸、脓胸的引流及开胸术后。

胸外科引流管最常见的就是胸腔闭式引流管。本文重点阐述胸腔闭式引流管的护理。

（一）适应证

1. 外伤、手术等引起的血胸和气胸病人；自发性气胸，肺压缩大于 30% 以上。

2. 大量胸腔积液和持续渗出的胸腔积液病人。

3. 脓胸，支气管胸膜瘘或食管瘘的病人。

（二）禁忌证

结核性脓胸病人。

（三）护理措施

1. 采取正确体位　置管完成，血压平稳后，病人取 30°～45° 半卧位，鼓励病人进行有效咳嗽和深呼吸运动，利于呼吸和积液排出，恢复胸膜腔负压，使肺扩张。

2. 引流管及水封瓶妥善固定　由于胸腔内是负压，为了防止引流液倒流而发生逆行感染，要确保病人的胸闭引流瓶平面低于胸腔引流口平面 60～100cm。为防止胸腔引流管与外界相通，更换引流瓶或外出检查时，必须用双钳双向夹管。

3. 保持胸腔闭式引流管的通畅

（1）若引流管通畅，水封瓶内玻璃管水柱会随呼吸的运动而上下波动，多在4～6cm范围内，水柱波动不仅可以观察胸腔闭式引流管的通畅性，还可反映肺膨胀的程度。如波动停止，提示引流管堵塞或滑出，应查明原因，及时处理。

（2）定时挤压引流管，保证引流管通畅，置管术后24小时内每30～60分钟挤压引流管1次，24小时后改为2～3小时1次，从近端向远端挤压胸壁段的引流管。此方法可加大胸腔导管内负压，便于引流出较小的血凝块等。

 知识链接

引流管堵塞原因

引流管堵塞常见原因有：①引流管内血块、纤维素块或脓块堵塞引流管；②引流管侧孔紧贴脓腔壁，或引流管安装的位置过低，膈肌上升后堵塞引流管；③安装引流管的胸壁切口太小而压迫引流管；④胸壁切口的包扎过紧而使引流管受压；⑤引流管与水封瓶长玻璃管的连接处扭曲或打折；⑥引流管插入过深或太浅。应针对不同的原因给予相应的处理。

4. 引流管及水封瓶的护理 ①水封瓶必须每日更换，瓶内盛入200～300ml生理盐水或蒸馏水，用胶布或标记笔在瓶外做好液平标记，将引流管长玻璃管、短玻璃管及瓶塞插入水封瓶内，长玻璃管浸入水封瓶液面下3～4cm，盖严瓶塞。②更换引流瓶时，用两把血管钳先将胸腔导管对夹后，取无菌纱布置于胸腔引流管下，并分开胸腔导管与胸腔引流管，上提引流管使残留液流入水封瓶内，接头处应常规消毒，在无菌纱布内将胸腔导管与胸腔引流管接头连接好，并紧密固定，始终保持胸腔闭式引流的负压状态。引流管口的敷料每1～2天更换1次，如有污染或被分泌物渗湿，应及时更换。③更换引流瓶拔出接管时要用无菌消毒纱布包好，保持引流管、接管及引流瓶清洁，定时用无菌蒸馏水冲洗；水封瓶应位于胸部以下，不可倒转，维持引流系统密闭，接头牢固固定，以预防胸腔内感染。

5. 预防感染 整个过程应严格执行无菌技术操作规程，引流管一旦脱落，禁止将其再插入，防止感染。置管周围保持无菌，敷料清洁干燥。

6. 目的性处理 脓胸者应每天用无菌生理盐水冲洗引流部位，直至冲洗液澄清，冲洗后注入抗生素并用血管钳夹住引流管，10分钟后再开放引流管；气胸或血胸者只引流即可。

7. 拔管 当胸腔闭式引流术后48～72小时，胸腔内已无积气、积液，肺复张良好；引流液少于50ml/d，无气体溢出，胸部X线摄片呈肺膨胀或无漏气，病人无呼吸困难时，可考虑拔管。拔管时消毒创口，拆除缝线，指导病人深吸一口气后屏气，迅速拔管，用凡士林纱布封住伤口，再用无菌敷料覆盖，包扎固定，压迫10分钟。拔管后注意观察病人有无胸闷、呼吸困难等不适症状，切口处有无漏气、渗液、出血和皮下血肿等。

三、泌尿外科引流管的护理

泌尿系统疾病的常见症状之一是尿液排出不畅，是引起感染和肾功能不全的主要原因，因此，各种泌尿外科导管对于通畅尿液排出，减少压迫止血以及手术后的积液外渗，防治尿路狭窄和促进伤口愈合等有着极其重要的作用。

泌尿外科常用的管道包括普通导尿管，气囊导尿管（分双腔和三腔），耻骨上膀胱造瘘管，输尿管及尿道支架管等。

（一）适应证

1. 普通导尿管　适用于女病人留取中段尿，收集尿标本作细菌培养；检查膀胱功能，测定残余尿量；一次性引流尿液，解除尿潴留；辅助诊断及治疗膀胱和尿道的疾病。

2. 双腔单囊导尿管　ICU 最常用，适用于尿失禁病人需长期进行留置导尿；准确记录危重、休克病人尿量；尿道及会阴部手术病人术前放置可避免手术时误伤膀胱，术后则可保护切口不受尿液污染。

3. 三腔单囊导尿管　常用于经尿道前列腺电切术，经膀胱前列腺摘除术。

4. 尿道支撑管　常用于外伤后的尿道断裂、尿道成形手术后等，起到支撑尿道，使尿液顺利引流的作用。

5. 耻骨上膀胱造瘘管　常用于梗阻性膀胱排空障碍，如前列腺增生、尿道狭窄、阴茎和尿道损伤、尿道整形手术或膀胱手术后。

（二）禁忌证

1. 急性尿道炎、女病人月经期。

2. 尿道支撑管禁用于创伤性尿道狭窄和尿道括约肌区域狭窄。

（三）护理措施

1. 做好心理护理　给病人解释置管的目的、方法等，消除病人恐惧心理。

2. 严格执行无菌操作技术　置管全程要严格执行无菌操作技术，插管时动作要轻柔，遇到阻力不能前进时，不应盲目插入，避免损伤尿道黏膜。可自尿道口向尿道内注入液状石蜡起润滑作用，也可在黏膜上滴入利多卡因进行局部麻醉，以减轻疼痛并缓解尿道括约肌的痉挛，有利于插管成功。

3. 稳妥固定引流管　引流管要牢固地固定在床沿上，避免翻身时将尿管拉出脱落。

4. 保持引流管畅通　防止引流管堵塞、扭曲或受压而影响尿液流出。尿潴留病人膀胱高度膨胀时，首次放尿不可超过 1000ml，过量排出可造成腹腔内压骤降，血压降低而虚脱。亦可因膀胱突然减压，导致膀胱黏膜急剧充血出血，引起血尿。

5. 防止尿路感染　保持尿道口清洁，每日用消毒液棉球擦洗尿道口和外阴 1～2 次；每日更换集尿袋，记录尿量；每周更换导尿管 1 次；严格无菌操作，引流管及尿袋不能高于耻骨联合，防止尿液逆流，造成尿路感染；鼓励病人多饮水，使尿量维持在 2000ml/d 以上，达到自然冲洗尿路的目的，若发现尿液混浊、沉淀、结晶时应做膀胱冲洗。

6. 拔管　病人膀胱功能恢复，估计能自行排尿者，即可考虑在膀胱充盈时拔除尿管。先用注射器将气囊内的液体抽出，反折尿管尾端，从尿道口注入少量液状石蜡，并轻轻转动，以防黏膜、血痂与尿管粘连，导致拔管时损伤尿道。拔管前应训练膀胱反射功能，促进膀胱功能恢复。

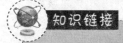 知识链接

膀胱功能训练

　　对于泌尿外科手术后病人，如果留置导尿管，特别是拔管前 3 天，要进行尿管的夹闭训练，每 3～4 小时松开 1 次，放尿时提醒病人有意识排尿，产生排尿感或排空感，使排尿模式与正常排尿相似。否则拔除尿管后会出现尿失禁、排尿困难，甚至再次发生尿潴留。拔管后 1～2 周内，鼓励其多饮水。

四、骨外科引流管的护理

骨科手术与其他外科手术有显著不同，因为骨组织周围没有明显的空腔，创口内的积血、积液只能向周围组织渗透，导致患肢或伤口周围组织高度肿胀。所以骨科手术后常采取主动抽吸的办法，利用负压吸引将创口内的积血和积液及时抽吸出来，避免手术周围形成死腔，减轻肿胀，预防感染，促进伤口愈合，有利骨骼生长。

骨外科常见引流管有四肢、脊柱引流管；关节腔灌洗引流管；骨髓腔闭合灌洗引流管；手指化脓性腱鞘炎灌洗引流管等。

（一）适应证

1. 四肢、脊柱引流管　适用于四肢、脊柱手术后，创口内有积血和积液、死腔者。
2. 关节腔灌洗引流管　适用于身体大关节化脓性关节炎或关节异物。
3. 骨髓腔闭合灌洗引流管　适用于急、慢性骨髓炎的局部抗生素治疗。
4. 手指化脓性腱鞘炎灌洗引流管　适用于化脓性腱鞘炎，脓液较多、较稠者。

（二）禁忌证

目前无特殊禁忌证。

（三）护理措施

1. 严格无菌操作，注意保持各种引流管与伤口或黏膜接触部位的清洁，以防感染。每日更换负压引流瓶，保持敷料清洁、干燥，操作时严格执行无菌操作技术。
2. 妥善固定冲洗、引流装置，防止松动及脱出。
3. 密切观察引流物的颜色、性质及量，并准确记录。
4. 保持引流管通畅，防止管道扭曲和受压，维持引流通畅，并始终保持引流装置的负压状态。如负压瓶失去负压作用应及时更换。禁止挤压引流管，防止引流液逆行流入。如发现切口敷料被灌洗液浸湿时，则可减慢灌入速度，及时更换敷料及被污染的用物，使病人舒适。
5. 持续灌注冲洗期间，病人应平卧，患肢保持屈曲位 10°～30°，膝下垫一软枕，注意观察患肢血运及感觉情况。
6. 骨髓腔闭合灌洗引流术后第 1～3 天以连续冲洗法为主，灌洗量较关节灌洗量少，第 1～3 天为 5000ml，以后逐渐减少，24 小时持续冲洗骨髓腔，并持续不断地将冲洗液吸出。第 4 天以后，采用间歇保留冲洗法，将冲洗液 300ml 在 5～10 分钟内快速滴入骨髓腔内，保留 30 分钟后，由负压吸引器通过出水管吸出，每日 3～5 次或根据医嘱进行。

五、神经外科引流管的护理

神经外科的病人多病情危重，病情变化快，手术损伤多累及中枢神经系统。抢救治疗过程中及时放置治疗管道，关系着抢救治疗的成败。由于中枢神经系统的组织结构复杂，生理功能的重要性，所以神经外科的手术风险、术后并发症和病残率较高。颅内留置引流管，可以及时了解颅内病情的变化，对于脑外科疾病的诊断、治疗和颅内压的监护有着非常重要的意义。

神经外科引流管有：硬膜下引流管、硬膜外引流管、脑室引流管道、侧脑室—腹腔引流管等。

（一）适应证

1. 硬膜下引流管　急慢性硬膜下血肿、脓肿、积气或积液者。

2. 硬膜外引流管 硬膜外血肿病人，或是在颅内疾病行开颅手术，在脑膜缝合后，需要放置引流管引流残留血液。

3. 脑室引流管 应用广泛，各种原因引起颅内高压者；脑脊液分流术前后；为控制颅内高压行开颅手术；引流术后渗出液；进行脑室内造影或治疗等。

4. 侧脑室 - 腹腔引流管 适用于各种类型的梗阻性或交通性脑积水。

（二）禁忌证

1. 有出血倾向或凝血障碍者。

2. 穿刺部位有明显感染，硬膜下积脓或脑脓肿，穿刺可使感染向脑内扩散者。

3. 严重颅内高压，视力低于 0.1 者，突然降低颅内压有失明危险。

4. 广泛脑水肿，脑室受压缩小，引流很难奏效者。

（三）护理措施

1. 心理护理 由于病人对疾病的焦虑和恐惧心理，加强心理护理，增强战胜疾病的信心。

2. 密切观察病人的意识、四肢活动、瞳孔对光反射及生命体征，有无剧烈头痛、频繁呕吐，以判断颅内压情况。

3. 采取正确体位 ①硬膜外全麻或昏迷状态时，取侧卧位或仰卧位头偏向一侧；开颅手术后的病人，麻醉清醒后取半卧位或抬高床头 15°～30°，利于颅内静脉回流，降低颅压，减轻脑水肿。②对于慢性硬膜下血肿钻孔引流术后，采取头低脚高位或去枕平卧位，引流袋低于伤口悬吊于床头下面，利于保护伤口和引流液排出。

4. 固定和保护引流管 脑室引流手术后病人，严格执行无菌操作，将术中放置的引流管连接无菌袋。引流管开口需高于侧脑室平面，便于维持正常颅内压。引流管长度适宜，使病人头部有适当的活动空间。对于躁动不安或昏迷的病人加以固定，防止活动或翻身时，拉脱引流管。

5. 控制引流速度、观察引流液的颜色和引流量。

（1）脑室引流早期要特别注意引流速度，切忌过多过快，引起颅内压骤然下降。

（2）伴有脑积水者，可因快速引出大量脑脊液，使脑室塌陷，在硬脑膜与脑或颅骨内板之间产生负压吸附力，引起硬脑膜下或硬脑膜外血肿。

（3）引流量应控制在每日 500ml 以内，若有引起脑脊液分泌增多的因素（如颅内感染），引流量可适当增加，同时注意防止水、电解质失衡。

（4）引流液在术后 1～2 日可略为血性，以后转为橙黄色，若为暗红色提示陈旧性血肿；若引流液中有大量鲜血或颜色逐渐加深，常提示脑室有活动性出血；引流液过浅或无色时，提示为脑脊液；引流液混浊，呈毛玻璃状或有絮状物，表示存在颅内感染；引流液中有黄色黏液，提示脑内脓液；引流管内有气泡引出，提示颅内积气。

6. 预防颅内感染 严格执行无菌操作的原则。对暴露在伤口外的导管和接头，每天乙醇消毒 3 次，用无菌纱布包裹接口处，预防感染。若伤口处敷料渗湿，应随时更换，必要时留取引流液进行细菌培养和药敏试验。

7. 保持引流管通畅 避免引流管受压、扭曲、成角、折叠，如引流液流出，应查明原因，给予处理。若引流液突然变少，可能为引流管阻塞，此时应将引流袋放低，并轻轻转动引流管。

8. 拔管

（1）拔管指征：①慢性硬膜下血肿钻孔引流术的病人，于术后 3～5 天引流液减少时拔

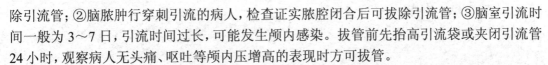

除引流管；②脑脓肿行穿刺引流的病人，检查证实脓腔闭合后可拔除引流管；③脑室引流时间一般为3～7日，引流时间过长，可能发生颅内感染。拔管前先抬高引流袋或夹闭引流管24小时，观察病人无头痛、呕吐等颅内压增高的表现时方可拔管。

（2）拔管方法：注意置管处有无脑脊液漏出，挤出皮下积液，并用手指紧压导管在皮下行经的通道，以免空气逸入颅内。待引流管完全拔除后，立即缝合伤口，最后用消毒敷料覆盖。如同时放置两个以上的引流管，则应先拔出低位引流管，再拔高位引流管。

第三节 人工气道的护理

人工气道是指为保证气道通畅，将导管经鼻或口插入或切开气管所建立的气体通道。能够保持呼吸道通畅，便于清除分泌物，避免误吸，并能进行辅助性或控制性机械通气。人工气道建立是抢救危重症病人的主要手段之一。目前常用的人工气道有口咽通气管、气管插管和气管切开3种类型。本节重点介绍气管插管和气管切开的护理。

一、气管插管导管的护理

气管插管术是在危重症病人救治过程中将特制的气管导管经鼻或经口插入病人气管内。用来维持气道通畅，清除气道分泌物，减少气道阻力，有利于给氧、机械通气及气管内给药等。因此，当病人突然呼吸停止或通气量严重下降，出现缺氧和二氧化碳潴留，不足以满足维持生命的基本需要时，即可施行气管内插管。

（一）适应证

1. 上呼吸道梗阻窒息 如异物、肿瘤、误吸等需立即建立人工气道的病人。

2. 自主呼吸障碍 如感染性多发性神经根炎、脊髓灰质炎等引起的呼吸困难。

3. 严重气道感染造成气道分泌物过多或过于黏稠需作气道冲洗的病人。

4. 呼吸保护性反射机制受损（如咳嗽、吞咽反射等）、迟钝或消失，如溺水、中毒、外伤、电击、反复惊厥发作、癫痫持续状态所引起的昏迷等。

5. 提供机械通气的通道 对呼吸功能衰竭、需要机械通气的病人提供连接呼吸机的通道。

（二）操作步骤

1. 操作前准备

（1）病人准备：给清醒病人解释插管的目的及必要性，解除病人恐惧心理，取得病人配合。用头垫将病人枕部垫高，呈颈部伸展、头部后仰位，使口腔-咽-喉轴成一直线，从而使唇至声门的路径在一条直线上。

（2）物品准备：气管导管、管芯、喉镜及喉镜片、牙垫、压舌板、胶布、注射器、面罩、给氧及通气装置。吸痰装置如电动吸引器、一次性吸痰管、生理盐水、听诊器、插管钳、麻醉药及肌肉松弛药物，心电监护仪等。安装好喉镜片，检查电池、灯泡及喉镜各部位以确保其性能良好。

2. 操作方法 气管插管按途径不同分为：经口腔气管插管和经鼻腔气管插管两种方式。经口腔将气管导管置入呼吸道，依靠气管导管外的气囊将气道密闭，使气管导管直接与呼吸机相连，进行机械通气，是临床应用最普遍的插管方法。本节重点介绍经口气管插管。

（1）根据病人的年龄选择导管型号。

（2）对意识清醒的病人，用 2% 利多卡因作喉部局部喷雾麻醉，先用面罩给纯氧 2～5 分钟。

（3）用吸引器吸净鼻、咽部分泌物。

（4）术者立于病人头端，左手将喉镜从病人左侧口角插入，用喉镜叶片将舌推向右侧，挑起会厌，将喉镜叶片插入会厌窝前，然后轻轻地将整个喉镜叶片沿柄的长轴抬起，助手将喉部轻轻向头侧推移，声门裂即可出现在视野中。术者右手将涂上水溶性润滑剂的气管插管插入气管内，气管导管插入的深度应在隆突上方 2～3cm。导管一旦进入声门即拔除管芯，充分快速吸出气管内分泌物，退出喉镜片、放入牙垫。

（5）左手固定导管和牙垫，右手用呼吸囊或呼吸机立即通气给氧。再用听诊器听诊双肺呼吸音是否对称。

（6）将气囊充气，并用胶布固定导管和牙垫。（图4-8）

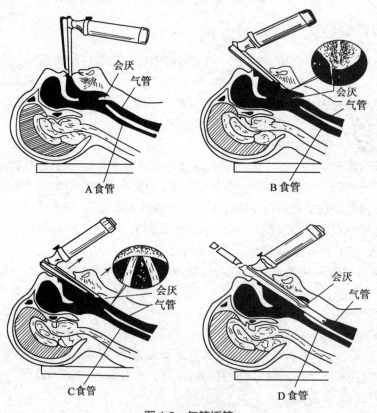

图 4-8　气管插管

（三）护理措施

（1）心理护理：由于气管敏感性高，清醒病人对气管内留置导管常难以忍受，常使病人感到孤独和恐惧，应向病人解释建立人工气道的重要性、目的及配合的方法等。体贴关心病人，态度和蔼，操作手法轻柔，取得病人的信任和配合，减轻躁动不安和紧张情绪。

（2）对呼吸困难或呼吸停止者，插管前应先行人工呼吸、吸氧，以免增加病人的缺氧时间。

（3）病人的头部后仰，应经常变换头位，以免颈项强直、体表压伤及咽喉损伤。

（4）准确记录插管的方法、途径、插管深度、套囊充气量、插管过程中及插管后病人的病情变化及处理措施。

（5）妥善固定导管：由于呼吸道黏膜敏感性高，病人无法耐受插管，会反射性竭力将导管吐出，使导管上下移动，致气道黏膜损伤或导管滑出，因此妥善固定导管至关重要。①剪一条长约35cm，宽2cm的胶布，从一端剪开32cm，把未剪开的一端固定在一侧颊部，将气管导管靠向口腔的一侧，再把剪开一端胶布以气管导管外露部分为中心，缠绕数圈后交叉固定在另一颊部；②选择硬度和长度适中的牙垫放置于口腔内，防止病人双齿咬合时，将导管咬闭而阻塞气道。另外注意病人吞咽、咀嚼、躁动时将牙垫吐出，致上呼吸道阻塞，应及时更换牙垫。

（6）保持导管通畅：选择比导管略粗的牙垫，避免病人咬扁导管，影响气道通畅；及时吸出导管、口腔及鼻腔内的分泌物；定时给气道滴入湿化液，加强气道冲洗、雾化吸入和吸痰。

（7）保持口腔清洁：每日做好口腔护理，并防止口腔溃疡。

（8）吸痰的护理：①吸痰前给予纯氧吸入1～2分钟；②吸痰时动作要轻柔快捷，以免发生低氧血症；③密切观察痰液的性质、颜色和量，判断痰液黏稠度；④吸痰时应注意无菌操作，每次吸引前应更换吸痰管；⑤吸痰时观察病人的心率、血压和血氧饱和度等参数的变化。

（9）拔管前指导病人做有效的咳嗽训练：拔管时，先将气囊内气体放气，一边退管，一边吸痰。拔管后应密切观察病情变化，注意病人呼吸的频率，保持呼吸道通畅，继续鼻导管给氧。注意有无会厌炎、喉水肿、喉痉挛、气道压伤等并发症。

（10）并发症的护理：①防止气道阻塞：当痰液黏稠时，需反复湿化，反复吸痰，直至痰液变稀薄；吸痰管要插至有效深度，以便将气管导管口以下的痰液吸净；②防止气道的压伤：减轻气囊对局部黏膜的压迫，宜尽量采用高容低压气囊，避免过度充气，或采用带有双气囊的导管，两个气囊交替使用，减少气管黏膜局部压迫。注意进食时气囊必须充气，以防吞咽的食物或液体误入气管引起阻塞或吸入性肺炎。

二、气管切开导管的护理

气管切开术是切开气管上端前壁，通过切口将适当大小的气管套管插入气管内，使病人直接经套管进行呼吸或连接呼吸机实施机械通气治疗。从而解除上呼吸道阻塞引起的呼吸困难或窒息，同时有利于解除下呼吸道分泌物引起的阻塞。气管切开术是一种抢救病人生命的急诊手术，可分为紧急气管切开术和择期气管切开术。根据切开方式不同可分为开放式和经皮式气管切开。开放式对病人创伤大，耗时多，一般在手术室内进行。经皮式对病人创伤小，耗时短，在床旁即可进行。

（一）适应证

1. 上呼吸道梗阻所致呼吸困难　如上呼吸道外伤、肿瘤、异物、炎症等原因引起的严重上呼吸道阻塞，导致病人呼吸困难、窒息。

2. 下呼吸道分泌物潴留　如严重颅脑损伤、呼吸道烧伤、昏迷、神经系统病变等原因导致下呼吸道分泌物潴留，痰多且不易咳出或吸出，有发生窒息危险者，可考虑气管切开。

3. 昏迷病人伴有吞咽功能失常产生误吸者，或心肺脑复苏的后期，长期昏迷不醒的去皮质状态的病人。

4. 气管异物　已有严重的声门水肿或损伤，如再采用气管插管会加重损伤，并有可能引起喉狭窄；异物过大或特殊异物，经气管镜取出有困难或有危险时，可先行气管切开术。

5. 需较长时间使用呼吸机辅助呼吸病人。

（二）操作步骤

开放式气管切开在手术室进行，外科护理将会讲解。经皮式气管切开在 ICU 即可实施。病人体位同气管插管，严格执行无菌消毒原则，铺洞巾局麻后，选择颈前正中线第 1、2 软骨环间或第 2、3 软骨环间作穿刺点进针（图 4-9）。然后经穿刺针将导丝插入气管，退出穿刺针（图 4-10）。沿导丝依次用扩张管和扩张钳扩张开皮下组织及气管前壁（图 4-11，图 4-12）。将气管套管的管芯穿在导丝上，沿导丝将气管套管置入气管，拔出导丝及套管芯，确认套管在气管内（图 4-13）。再将负压吸引管插入气管套管，充分吸引气管套管内分泌物，待气道通畅后，将气囊充气，妥善固定气管套管，接人工通气装置。

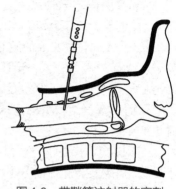

图 4-9　带鞘管注射器的穿刺

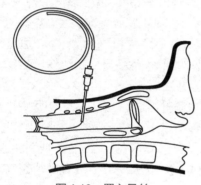

图 4-10　置入导丝

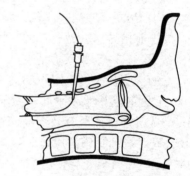

图 4-11　皮肤扩张器扩张皮下组织

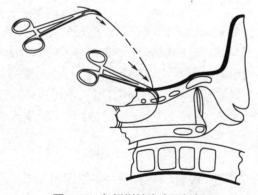

图 4-12　气切钳扩张皮下组织

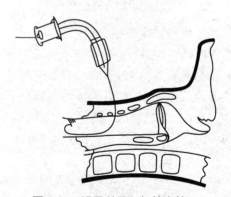

图 4-13　沿导丝导入气管套管

（三）护理措施

由于气管切开具有一定的危险性，病人又失去了上呼吸道对空气的过滤、温化和湿化作用，增加了下呼吸道的感染机会，所以导管护理尤为重要。

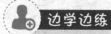

边学边练

实训七　气管切开导管的护理

1. 环境护理 保持病室空气清新，非洁净层流病房定时适当通风，保持室内温、湿度适宜，控制感染。室内每天空气紫外线消毒和环境消毒。

2. 心理护理 同气管插管的护理。

3. 术前护理 根据病人的年龄、性别、身材大小、选择合适的气管套管，同时准备好抢救的药品和器材。清洁病人颈部手术野的皮肤，检查气管套管有无漏气。

4. 术中护理 病人取仰卧位，头向后仰，使下颌、喉结和颈静脉切迹成一直线，清醒病人约束双上肢。①缝合套管上方皮肤切口 1～2 针，防止套管脱出，用绷带将气管套管固定于颈部，气管套管固定牢固，松紧以容纳 1 指为宜；②适当支撑与呼吸机管道相连处的管道，以免重力作用于导管导致气管受压而造成气管黏膜坏死；③导管套囊充气压力适当，保持气囊的正常压力防止漏气或因压力过高而影响气管黏膜血液供应。充气、放气同气管插管。

5. 术后护理 气管切口每日消毒、换药并保持敷料清洁干燥。保持呼吸道湿润通畅，观察切口周围皮肤情况，保持切口周围的纱布清洁干燥，定时更换；若使用金属带套囊导管，其内套管每日至少取出消毒 2 次。

（1）病人呼吸平稳、体温正常、痰液减少、意识好转或能自行咳痰，可准备拔管。拔除气管导管后，及时清除窦道内分泌物，创面不缝合，经常更换纱布，使窦道逐渐愈合。

（2）密切观察有无术后并发症，如皮下气肿、出血、脱管、气胸、感染等并发症的发生。①皮下气肿最为常见，主要是在手术时分离过多气管周围组织或气管切口过长等所致。大多能自行吸收，勿需特殊处理，如果气肿范围过大时应注意有无气胸或纵隔气肿。②气管切开后，由于失去了鼻腔加温和加湿空气的作用，也抑制了黏膜纤毛清除率，伤口又是气道细菌污染的来源，所以较易发生呼吸道感染。

6. 拔管时护理同气管插管 当病人呼吸平稳、体温正常、痰液减少、意识好转或能自行咳痰，可准备拔管。可以先试行堵管，先半堵套管，后全堵套管各 24 小时，若病人呼吸正常、排痰功能良好即可拔管。拔管后创面不缝合，用蝶形胶布牵拉固定，覆盖无菌纱布。

（何 敏）

 自测题

单项选择题

1. 按置管专科分类为（ ）
   A. 治疗管道和诊断管道　　　　　B. 输出管道和输入管道
   C. 普通导管和专科导管　　　　　D. 引流管道和扩张管道
   E. 支撑管道和导引管道

2. 管道技术的应用原则包括（ ）
   A. 知情同意原则　　　B. 安全性原则　　　C. 目的性原则
   D. 无菌原则　　　　　E. 以上都是

3. 管道护理的一般原则（ ）
   A. 妥善固定　　　　　B. 保持通畅　　　　C. 预防感染
   D. 严密观察　　　　　E. 以上都对

4. 下列**不适于**做中心静脉置管的病人是（　　　）

    A. 体外循环下各种心脏手术

    B. 休克需定期监测中心静脉压者

    C. 放置心内起搏器

    D. 穿刺部位有皮肤损伤感染

    E. 需长期持续输液而外周静脉穿刺困难者

5. 中心静脉置管采取的锁骨下途径穿刺点为（　　　）

    A. 锁骨中、外 1/3 交界处

    B. 锁骨中、内 1/3 交界处下方 1cm 处

    C. 锁骨中、内 1/3 交界处

    D. 锁骨中段下方 1cm 处

    E. 锁骨中、外 1/3 交界处下方 1cm 处

6. 经外周静脉置入中心静脉导管描述**错误**的是（　　　）

    A. 适用于长期输液的病人　　　　　　B. 有出血倾向的病人慎用

    C. 多选用贵要静脉　　　　　　　　　D. 穿刺处出血不常见

    E. 严格执行无菌操作

7. 不同途径中心静脉置管中，易发生血栓和感染的是（　　　）

    A. 锁骨下静脉　　　　　　B. 颈内静脉　　　　　　C. 股静脉

    D. 颈外静脉　　　　　　　E. 以上都不对

8. Swan-Ganz 漂浮导管中，热敏电阻导管的主要功能为（　　　）

    A. 测量 PAP　　　　　　　B. 测量 PCWP　　　　　C. 测量 CO

    D. 测量 CPAP　　　　　　E. 测量 CVP

9. 在漂浮导管测压的操作过程中易发生的并发症为（　　　）

    A. 肺梗死　　　　　　　　B. 动静脉瘘　　　　　　C. 心律失常

    D. 导管相关败血症　　　　E. 以上都是

10. 以下属于 PICC 禁忌证的为（　　　）

    A. 需长期静脉输液的病人，但外周浅静脉条件差，不易穿刺成功者

    B. 凝血机制障碍者

    C. 长期输入脂肪乳病人

    D. 需反复输注化疗药物的病人

    E. 需经常测量中心静脉压者

11. PICC 中，最常选择的静脉是（　　　）

    A. 头静脉　　　　　　　　B. 贵要静脉　　　　　　C. 肘正中静脉

    D. 腋静脉　　　　　　　　E. 肱静脉

12. PICC，上腔静脉测量定位法为从预定穿刺点沿静脉走向至胸骨切迹，再减去（　　　）

    A. 1cm　　　　　　　　　B. 2cm　　　　　　　　C. 3cm

    D. 4cm　　　　　　　　　E. 5cm

13. PICC 的并发症包括（　　　）

    A. 穿刺处出血　　　　　　B. 导管堵塞　　　　　　C. 静脉炎

    D. 导管断裂　　　　　　　E. 以上都对

14. 胸闭引流瓶平面低于胸腔引流口平面（　　）

    A. 30～40cm   B. 40～50cm   C. 50～60cm

    D. 60～100cm   E. 100cm 以上

15. 长期留置尿管的病人，发生尿液混浊、沉淀或有结晶时应（　　）

    A. 膀胱内滴药   B. 热敷下腹部

    C. 及时更换卧位   D. 经常清洗尿道口

    E. 多饮水并进行膀胱冲洗

16. 脑脊液引流液描述**错误**的是（　　）

    A. 引流液中有黄色黏液，提示脑内脓液

    B. 引流液中有大量鲜血或血性颜色逐渐加深，常提示脑室有陈旧性血肿

    C. 引流液过浅或无色时，提示为脑脊液

    D. 引流液混浊，呈毛玻璃状或有絮状物，表示存在颅内感染

    E. 颅内积气者，引流管内则有气泡引出

17. 以下**不适于**做肠内营养的是（　　）

    A. 消化道瘘   B. 慢性消耗性疾病

    C. 上消化道出血者   D. 肠道炎性疾病

    E. 短肠综合征

18. 以下**不属于**气管插管适应证的是（　　）

    A. 上呼吸道梗阻窒息

    B. 脊髓灰质炎引起的呼吸困难

    C. 溺水引起的昏迷

    D. 喉部烧伤及声门严重水肿

    E. 呼吸功能衰竭需要机械通气

19. 经皮穿刺气管切开选取穿刺点正确的是（　　）

    A. 颈前正中线第1、2软骨环间隙

    B. 颈前正中线第2、3软骨环间隙

    C. 颈前正中线第4、5软骨环间隙

    D. 颈前正中线第5、6软骨环间隙

    E. 任意部位

20. 气管切开插管拔管时应注意（　　）

    A. 充分吸痰

    B. 放气囊拔管

    C. 保留面罩吸氧

    D. 伤口用蝶形胶布固定，并用纱布覆盖

    E. 以上都对

第五章　重症监护病人的体位转换及转运方法

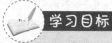

学习目标

1. 掌握常用转换方法、转运方法及护理措施。
2. 了解体位转换、体位转运概述。

第一节　体位转换

一、体位转换概述

体位转换是指通过一定的方式改变人体姿势和位置的过程。危重症病人在检查、治疗、护理和康复过程中,需要定时变换体位以促进全身血液循环,对早期预防压疮、尿路感染、坠积性肺炎、肌肉萎缩、关节变形等并发症的发生具有重要意义。

二、常用转换方法及护理措施

(一)协助病人翻身侧卧法

1. 一人协助病人翻身侧卧法　适用于体重较轻或可以活动身躯的病人(表 5-1)。

表 5-1　一人协助病人翻身侧卧法

操作流程	操作步骤	护理措施
核对准备	核对病人床号、姓名等 向病人或家属解释翻身侧卧的目的、方法及配合事项 洗手、戴口罩	
安置体位	检查病床是否完好→放平床头和床尾支架→病人取仰卧位→取出枕头横立于床头→将病人两侧手臂交叉放于腹部→双腿弯曲	妥善固定各种引流管
移至床缘	护士站于床的一侧→先用双手伸至对侧,分别扶托病人肩背部和臀部并向护士侧移动→再用双手伸至对侧,分别扶托病人的臀部和腘窝部并向护士侧移动	
翻向对侧	护士一手托肩,一手扶膝→轻轻将病人翻转至对侧,使病人背向护士	此体位可用于肌内注射、灌肠、肛管排气等操作

操作流程	操作步骤	护理措施
放置软枕	取一软枕放于病人背部支撑身体→绕至对侧→将病人下方手臂弯曲放于头侧→将病人上方手臂弯曲放于胸前→取另一软枕放于病人两膝之间→将病人上腿弯曲→将病人下腿伸直→根据病人情况将小垫圈垫于病人两侧足跟部	移动后注意检查各种引流管翻身后可在病人腹部放置一软枕,增加病人的舒适度
记录交班	检查病人皮肤情况→告知病人及家属注意事项→整理床单位→消毒液喷手→记录翻身时间和皮肤情况→收拾用物→洗手→取口罩→记录	

2.两人协助病人翻身侧卧法　适用于完全不能活动身躯、体重较重或病情较重的病人(表5-2)。

表5-2　两人协助病人翻身侧卧法

操作流程	操作步骤	护理措施
核对解释	同一人协助病人翻身侧卧法	
安置体位	同一人协助病人翻身侧卧法	
移至床缘	两名护士站于床的同一侧,一人双手伸至对侧分别扶托病人肩颈部和腰部→另一人双手伸至对侧分别扶托病人臀部和腘窝部→两人同时用力将病人稍抬起移向护士一侧	此体位可用于肌内注射、灌肠、肛管排气等操作
放置软枕	同一人协助病人翻身侧卧法	移动后注意检查各种引流管
记录交班	同一人协助病人翻身侧卧法	

(二)协助病人移向床头法

1.一人协助能活动身躯又能平卧的病人移向床头法(表5-3)。

表5-3　一人协助能活动身躯又能平卧的病人移向床头法

操作流程	操作步骤	护理措施
核对解释	核对病人床号、姓名等 向病人或家属解释移向床头的目的、方法及配合事项 洗手、戴口罩	
检查固定	检查病床是否完好→摇平床头及床尾支架→检查各种引流管是否安置妥当→将枕头横立于床头	有脚轮的床应先固定脚轮
安置体位	病人仰卧屈膝,双手拉住床头栏杆	妥善固定各种引流管
移向床头	护士靠近床侧→两腿适当分开→一手托住病人肩背部→一手托住病人膝部 或护士靠近床侧→两腿适当分开→一手托住病人肩部→一手托住病人臀部→护士抬起病人的同时,嘱病人用脚蹬床面,使其上移	
整理归位	一手托起病人头部,一手将枕头置于病人头下→按需要摇起床头和床尾支架→协助病人取舒适卧位→检查病人皮肤情况→整理床单位→消毒液喷手→洗手→取口罩	移动后注意检查各种引流管

2.两人协助不能平卧的病人移向床头法　适用于某些胸科危重症病人或严重心脏病病人(表5-4)。

表5-4　两人协助不能平卧的病人移向床头法

操作流程	操作步骤	护理措施
核对解释	同一人协助能活动身躯又能平卧的病人移向床头法	
检查固定	检查病床是否完好→摇平床尾支架→检查各种引流管是否安置妥当	有脚轮的床应先固定脚轮
移向床头	两名护士分别站于床的两侧→对称地将一手臂放在病人肩下，一手臂放在臀下→两名护士同时用力，协调地将病人抬起，移向床头	如果病人病情允许，可指导病人双脚蹬床面，以助护士移动
整理归位	一名护士扶住病人肩部，另一名护士将一个或数个枕头竖置于病人肩背部→协助病人取舒适卧位→检查病人皮肤情况→整理床单位→消毒液喷手→洗手→取口罩	移动后注意检查各种引流管

3. 两人协助不能活动身躯但能平卧的病人移向床头法（表5-5）。

表5-5　两人协助不能活动身躯但能平卧的病人移向床头法

操作流程	操作步骤	护理措施
核对解释	同一人协助能活动身躯又能平卧的病人移向床头法	
检查固定	检查病床是否完好→摇平床头及床尾支架→检查各种引流管是否安置妥当→将枕头横立于床头，避免撞伤病人头部	有脚轮的床应先固定脚轮
安置体位	病人取仰卧位，协助病人屈膝，并将病人双手放于其腹部	
移向床头	病人体重较轻，两名护士分别站于床的两侧→两人双手相连，手指相互交叉→托住病人肩颈部和臀部 病人体重较重，两名护士站于同侧→一人托住病人肩颈部及腰部→一人托住臀部及腘窝部 两名护士同时用力，协调地将病人抬起，移向床头	
整理归位	详见一人协助能活动身躯又能平卧的病人移向床头法	移动后注意检查各种引流管

（三）协助病人轴线翻身法（表5-6）

表5-6　协助病人轴线翻身法

操作流程	操作步骤	护理措施
核对解释	核对病人床号、姓名等 向病人或家属解释轴线翻身的目的、方法及配合事项 洗手、戴口罩	
安置体位	病人取仰卧位→取出枕头横立于床头→将病人两侧手臂交叉放于腹部→将病人身上的导管及输液安置妥当	石膏或夹板固定者，应注意保护肢体
移动病人	第一操作者站于病人头部，双手扶托并固定病人头颈部→其余两人站于病人同侧，第二操作者双手伸至对侧分别扶托病人肩部、腰部→第三操作者双手伸至对侧分别扶托病人臀部、腘窝处→三人同时用力将病人移至近侧	
转向对侧	使病人头、颈、肩、腰、髋保持同一水平线上→三人同时用力翻转至侧卧位，翻转角度不超过60°	

续表

操作流程	操作步骤	护理措施
放置软枕	取一软枕放于病人背部支撑身体→绕至对侧→将病人下方手臂弯曲放于头侧→将病人上方手臂弯曲放于胸前→取另一软枕放于病人两膝之间→将病人上腿弯曲,下腿伸直→根据病人情况将小垫圈垫于病人两侧足跟部	翻身后可在病人腹部放置一软枕,增加病人的舒适度
检查安置	检查并妥善固定病人身上的导管,并保持引流通畅→检查肢体各关节处于功能位并安置好病人→拉好两侧床档	
记录交班	详见一人协助病人翻身侧卧法	

(四)使用翻身床协助烧伤病人翻身法(表5-7)

表5-7　使用翻身床协助烧伤病人翻身法

操作流程	操作步骤	护理措施
用物准备	根据病人情况准备用物→准备翻身床→检查各部位零件是否齐全,撑脚架、转盘轴、安全弹簧是否牢固灵活→洗手→戴口罩	大面积严重烧伤病人,48小时后可使用翻身床翻身
核对解释	核对病人床号、姓名等 向病人或家属解释使用翻身床翻身的目的、方法及配合事项 洗手、戴口罩	

铺翻身床见表5-8。

表5-8　铺翻身床

	操作步骤	护理措施
平卧面铺法	在仰卧床片上铺海绵垫,海绵垫上铺一次性中单或一次性床罩,在其上铺大单,将大单拉紧	
俯卧面铺法	在俯卧床片上铺两块海绵垫,躯干部位一块按病人身长铺好,另一块按病人下肢长度(到踝关节)铺好,海绵垫上分别铺一次性中单,在其上铺大单,将大单拉紧	普通大单拉平后用别针固定。会阴部留出洞口以便接大小便

安置体位见表5-9。

表5-9　安置体位

操作流程	操作步骤	护理措施
平卧转换为俯卧	创面上铺好油纱→中棉垫分别垫在病人的双肩、双髋和下腹处→铺大棉垫2~3层(会阴部空出)→在双小腿下部放气枕→约束带约束好病人,以保护病人安全→取下床下物品,如水杯、便器等→盖上俯卧床片,旋紧螺丝,用约束带固定病人胸腹部位→检查螺丝是否旋紧→放开撑脚架→翻身→翻身后立即固定撑脚架→去除约束带、上面的床片、气枕→去除污敷料及被服→将病人安置合理、舒适	病人处于俯卧位时,每2小时转换体位1次

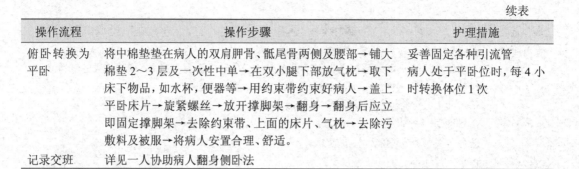

操作流程	操作步骤	护理措施
俯卧转换为平卧	将中棉垫垫在病人的双肩胛骨、骶尾骨两侧及腰部→铺大棉垫2~3层及一次性中单→在双小腿下部放气枕→取引床下物品,如水杯、便器等→用约束带约束好病人→盖上平卧床片→旋紧螺丝→放开撑脚架→翻身→翻身后应立即固定撑脚架→去除约束带、上面的床片、气枕→去除污敷料及被服→将病人安置合理、舒适。	妥善固定各种引流管 病人处于平卧位时,每4小时转换体位1次
记录交班	详见一人协助病人翻身侧卧法	

(五)体位转换注意事项

1. 病人体位转换间隔时间,应根据病情、受压处皮肤情况而定。易发生压疮的高危人群及压疮淤血红润期病人每4小时翻身1次,炎性浸润期病人每2小时翻身1次,溃疡期病人每1~2小时翻身1次。

2. 转换体位前需了解病人的病情、诊断及手术情况,移动病人时动作轻稳,协调一致,不可拖拉,以免擦伤皮肤。翻转病人时,应注意保持脊柱平直,以维持脊柱的生理弯曲。病人有颈椎损伤时,勿扭曲或旋转病人的头部,以免加重损伤。翻身时注意观察病人病情变化。

3. 转换好体位后注意床单是否平整,皮肤是否完好,每次转换体位后应对病人进行翻身拍背,以预防坠积性肺炎的发生。

4. 为输液或身上使用各种导管的病人转换体位时,应先将各种导管松开,关闭引流管开关,转换体位后,妥善固定导管,打开引流管开关,并检查导管是否脱落、移位或扭曲,以保证各导管的通畅。

5. 为手术后病人转换体位时,若发现敷料脱落或潮湿,应先换药再行体位转换;颅脑手术的病人,一般只能卧于健侧或平卧;颈椎和颅骨牵引的病人,翻身时不可放松牵引;石膏固定或伤口较大的病人,翻身后应将患处放于适当位置,防止受压;人工冬眠病人体位转换不可超过180°,以免因体位变动过大而发生体位性休克。

6. 护士应注意节力原则,让病人尽量靠近护士,使重力线通过支撑面保持平衡,缩短重力臂,达到节力安全的目的。

第二节 转 运 方 法

重症病人转运是ICU的重要工作内容之一,危重症病人的转运包括危重症病人的搬动和运输。根据转运实施的不同地域,重症病人转运分为院内转运及院际转运;院内转运是指在同一医疗单位不同医疗区域之间的转运;院际转运是指在不同医疗单位之间的转运。

一、转运方法概述

(一)危重症病人转运的目的

1. 为了寻求或完成更好的诊疗措施以期改善预后,使其得到进一步的治疗。

2. 急危重症病人急诊入院诊治。

3. 灾难现场病人的转运。

4. 协助病人进行各种检查或治疗。

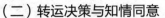

（二）转运决策与知情同意

转运前应该充分评估转运的获益及风险。如果不能达到上述目的，则应重新评估转运的必要性。

院内转运由主管医师决定，院际转运则需由转出医院主管医师和接收医院共同商议，并且最终应由接收医院主管医师决定。转运前应将转运的必要性和潜在风险告知，获取病人的知情同意并签字。病人不具备完全民事行为能力时，应当由其法定代理人签字；病人因病无法签字时，应当由其授权的人员签字。紧急情况下，为抢救病人的生命，在法定代理人或被授权人无法及时签字的情况下，可由医疗机构负责人或者授权的负责人签字。

（三）危重症病人转运对转运护送人员的基本要求

1. 重症病人转运应由接受过专业训练，具备重症病人转运能力的医务人员实施。

2. 根据转运的具体情况选择恰当的转运人员。转运人员至少有1名具备重症护理资格的护士，并可根据病情需要配备医师或其他专业人员（如呼吸治疗师、普通护士等）。

3. 病情不稳定的病人，必须由1名医师参与转运；病情稳定的重症病人，可以由经过专业训练的护士完成。

4. 转运人员应接受基本生命支持、高级生命支持、人工气道建立、机械通气、休克救治、心律失常识别与处理等专业培训，能熟练操作转运设备。

5. 必须指定1名转运人员作为转运过程的负责人，转运过程中的所有决策由该负责人员做出。

6. 病人到达接收医院或科室后，应与接收人员进行全面交接。如病人需先行检查再到接收科室，转运人员需要一直陪护病人直至到达接收科室。

7. 参与转运的重症护士需了解病人体重，能估计身体各部分的重量，大致确定各部分的重心位置，合理分配支托力量和选择着力点。同时需了解病人病情和病损部位，有针对性的采取保护措施，防止转运过程中护理措施不当加重损伤。

8. 保持病人转运过程中平衡稳定，防止跌倒摔伤。保证病人舒适、安全。

（四）转运设备要求

1. 所有转运设备都必须能够通过转运途中的电梯、门廊等通道，转运人员须确保所有转运设备正常运转并满足转运要求。

2. 使用符合要求的重症转运床。重症转运床所有设备应该固定在与病人同一水平面或低于病人水平面。转运床应与救护车上的担架系统匹配。

（五）转运药物要求

1. 院内转运应配备基本的复苏用药，包括肾上腺素和抗心律失常药物，以备转运途中病人突发心搏骤停或心律失常。接收科室应配备更加全面的急救药物。根据转运病人的不同病情，还应配备相应的药物。

2. 院际转运应配备紧急抢救复苏时用药，维持生命体征平稳的用药，病情特殊者还应携带相应的药物。

二、常用转运方法及护理措施

（一）转运前准备

1. 转运护送人员准备

（1）一旦决定转运，参与转运的医务人员应尽快熟悉该病人的诊治过程，评估目前的整体状况。

（2）转运前应评估病人的气道安全性，对于高风险的病人，为确保气道的通畅，应积极建立人工气道，转运途中不推荐使用喉罩。机械通气的病人出发前应标定气管插管深度并妥善固定，给予适当镇痛、镇静。

（3）转运前应保持两条通畅的静脉通路。

（4）转运前对原发疾病有针对性地进行处理。

2. 转运设备准备

（1）一旦作出转运决定，转出医院或科室需立即与相关人员联系确保运输工具就位。

（2）检查所有转运设备功能良好，与接收医院或科室的医师全面沟通病人病情，了解床位、设备准备情况，告知出发时间及预计到达时间。

（3）接收科室应保证所有设备准备工作就位，一旦病人到达能及时接受监测、治疗或检查。

（二）转运方式

1. 院内转运 通常由平车、转运床完成。

2. 院际转运 运输方式的选择需要综合考虑病人的疾病特征、转运距离、转运缓急、转运环境、护送人数、携带设备、准备时间、路况和天气以及病人的经济承受能力等。转运方式通常包括陆路转运及飞行转运。

（三）转运方法及护理措施

1. 平车转运操作方法（表5-10）

表5-10 平车转运操作方法

操作流程	操作步骤	护理措施
用物准备	平车、盖被、枕头	
核对解释	核对病人床号、姓名 向病人或家属解释操作目的、方法及配合事项	
妥善固定	妥善固定病人身上的输液管、引流管等	避免导管脱落、受压或逆流

（1）单人搬运法：适用于体重较轻或儿科病人，且病情允许者（表5-11）。

表5-11 平车转运单人搬运法

操作流程	操作步骤	护理措施
搬运病人至平车	移开床旁椅至对侧床尾→推平车至床尾，平车头端（大轮端）与床尾呈钝角→固定好车闸→松开盖被→护士立于床边，屈膝，两脚前后分开→一臂自病人腋下伸至对侧肩部外侧，另一臂伸至病人大腿下→嘱病人双臂交叉依附于护士颈后并用力握住→将病人抱起，移步转身，轻放于平车中央	
检查安置	协助病人卧于平车中央→用盖被包裹病人，先盖脚部，然后两侧，露出头部→上层边缘向内折叠→检查并妥善固定病人身上的导管，并保持引流通畅→检查肢体各关节处于功能位→整理病人床单位→打开车闸→推病人至指定地点	
搬运病人至病床	推平车至病人床尾，使平车头端与床尾成钝角（病人的头部在平车头端）→将闸制动→抱病人于床上（抱病人的方法与上平车时相同）→观察病人病情变化→协助病人取舒适体位→盖好盖被→整理好床单位→推平车回原处放置→需要时做记录	移动后注意检查各种引流管

（2）两人搬运法：适用于病情较轻但自己不能活动且体重又较重者（表5-12）。

表5-12　平车转运两人搬运法

操作流程	操作步骤	护理措施
搬运病人至平车	移开床旁椅至对侧床尾→推平车至床尾，平车头端（大轮端）与床尾呈钝角，固定好车闸→松开盖被→两名护士站在同侧病床边，将病人两手交叉置于胸腹部，协助其移至床边，一名护士手臂托住病人头颈部和肩背部，另一手臂托住腰部；另一名护士一手臂托住病人臀部，另一手臂托住腘窝处，两人同时用力抬起，使病人身体向搬运者倾斜，同时移步将病人放于平车上	身高者托住病人上半身，使病人头处于高位，以减轻不适病人尽量靠近搬运者，缩短阻力臂，以减轻身体重力线的偏移程度，起到省力作用
检查安置	同单人搬运法	
搬运病人至病床	推平车至病人床尾，使平车头端与床尾成钝角（病人的头部在平车头端）→将闸制动→把病人抱到床上（抱病人的方法与上平车时相同）→观察病人病情变化→协助病人取舒适卧位，盖好盖被→整理好床单位→推平车回原处放置→需要时做记录	移动后注意检查各种引流管

（3）三人搬运法：适用于病情较轻但自己不能活动且体重又较重者（表5-13）。

表5-13　平车转运三人搬运法

操作流程	操作步骤	护理措施
搬运病人至平车	护士甲、乙、丙站在同侧病床边→病人两手交叉置于胸腹部→协助其移至床边→甲托住病人头颈部和肩背部→乙托住病人腰部和臀部→丙托住病人腘窝和小腿部→三人同时用力抬起，使病人身体向搬运者倾斜，同时移步将病人放于平车上	三位搬运者由床头按身高顺序排列，高者在病人床头，使病人头处于高位，以减轻不适由一人喊口令，同时用力，以保持平稳，减少意外的发生
检查安置	同单人搬运法	
搬运病人至病床	推平车至病人床尾，使平车头端与床尾成钝角（病人的头部在平车头端）→将闸制动→把病人抱到床上（抱病人的方法与上平车时相同）→观察病人病情变化→协助病人取舒适卧位，盖好盖被→整理好床单位→推平车回原处放置→需要时做记录	移动后注意检查各种引流管

（4）四人搬运法：适用于颈、腰椎骨折病人或病情较重者（表5-14）。

表5-14　平车转运四人搬运法

操作流程	操作步骤	护理措施
搬运病人至平车 搬运病人至平车	移开床旁椅至对侧床尾→松开盖被→在病人腰、臀下铺中单→将平车紧靠床边，大轮端靠床头，固定车闸→护士甲站在床头，托住病人头颈部和肩背部→护士乙站在床尾，托住病人双腿→护士丙和丁分别站在病床和平车两侧→紧紧抓住中单四角→四人同时用力抬起病人轻放于平车上	颈椎损伤或怀疑颈椎损伤的病人，搬运时要保持头部处于中立位，并沿身体纵轴向上略加牵引颈部或由病人自己用双手托起头部，缓慢移至平车中央。病人取仰卧位，并在颌下垫小枕或衣物，头颈两侧用衣物或沙袋加以固定
检查安置	同单人搬运法	

续表

操作流程	操作步骤	护理措施
搬运病人至病床	推平车至病人床尾,使平车头端与床尾成钝角(病人的头部在平车头端)→将闸制动→把病人抱到床上(抱病人的方法与上平车时相同)→观察病人病情变化→协助病人取舒适卧位,盖好盖被→整理好床单位→推平车回原处放置→需要时做记录	移动后注意检查各种引流管

2. 转运床运送操作方法(表 5-15)

表 5-15 转运床运送操作方法

操作流程	操作步骤	护理措施
用物准备	平车、盖被、枕头	
核对解释	核对病人床号、姓名 向病人或家属解释操作目的、方法及配合事项	
妥善固定	妥善固定病人身上的输液管、引流管等	

从床上转移到转运床(见表 5-16)。

表 5-16 从床上转移到转运床

操作流程	操作步骤	护理措施
调节推车	踩下转运床的中心轮转换踏板,解除中心轮的直接锁定→降下转运床和病床的边护栏→将转运床并列横放在病床的侧面→踩下转运床的滚轮转换踏板,锁定滚轮后→操作高低摇把,将转运床的高度调到和病床的高度一致→解开转运床上的约束带,移至不妨碍转移的位置	担架推车除移动之外,都必须锁定滚轮。用高低摇把进行转运车的高低(升降)操作时,不要旋转过度
搬运病人	护士站于床的一侧→先用双手伸至对侧,分别扶托病人肩背部和臀部并向护士侧移动→再用双手伸至对侧,分别扶托病人的臀部和腘窝部并向护士侧移动→协助病人翻身到转运床的相反面→将转移床垫的侧面部分向内侧下方折曲,呈与病人平行的状态→将转移床垫尽可能深地插入病人脊背下面→使病人仰卧,睡在转移床垫的近中央处	
固定病人	将病人两手放在腹部上→将在折曲的转移床垫的侧边部位拉出来→拿住转移床垫边侧的把手→一边缓慢地拉,一边将病人移动到转运床的中央位置→ 将约束带从转移床垫的把手中穿过,将病人固定	病人卧在转换车上时,必须升高边护栏,并注意固定好约束带,使其不松动 病人的头必须在转运床的头端,特别是俯卧的状态下
检查安置	用盖被包裹病人,先盖脚部,然后两侧,露出头部→上层边缘向内折叠→检查并妥善固定病人身上的导管,并保持引流通畅→检查肢体各关节处于功能位→整理病人床单位	运送过程确保病人安全、舒适
移动转运床	护士用脚尖将滚轮转换踏板上推,解除滚轮的锁定→使担架床稍稍离开病床→立起护栏→将中心轮转换踏板置于水平→将中心轮转换到直接锁定→移动转运床→推病人至指定地点	上车时,病人头部应向车的前部

从转运床转移到病床见表 5-17。

表 5-17 从转运床转移到病床

操作流程	操作步骤	护理措施
调节推车	踩下转运床的中心轮转换踏板，解除中心轮的直进锁定→将转运床并列横置在病床的侧面→踩下并固定滚轮转换踏板→操作高低摇把，使转运床和病床的高低一致→将边护栏倒在病床上→解开约束带，移至不妨碍病人转移的位置	
搬运病人	拿住转移床垫的把手，缓慢地向病床拉，将病人移动到病床侧→移动后，将和转运床相反侧的转移床垫的侧边向内侧的下面折曲→将病人向床方向翻身→将转移床垫向转运床侧拉动→协助病人取舒适卧位于病床	将病人转移到病床上或进行高低操作、背部抬高操作时，必须将滚轮调到锁定状态 移动后注意检查各种引流管
移动转运床	将转移床垫置于转运床上→约束带恢复原状→立起边护栏→解除滚轮的锁定→移动转运床	

（四）转运监护与交接

1. 转运期间的监护

（1）转运过程中尽可能不改变病人已有的监护措施。

（2）护送护士必须记录转运途中病人的一般情况、生命体征、监测指标、接受的治疗、突发事件及处理措施等，并记入病历。为接收方提供相关记录，力争做到转运前后监测的无缝衔接。

（3）重症病人转运时必须监测心电图、脉搏血氧饱和度、无创血压及呼吸频率。因肢体活动影响无创血压的准确性，条件许可尽可能使用有创动脉血压监测。

（4）机械通气病人需要记录气道插管深度，监测呼吸频率、潮气量、气道压力、吸呼比，氧气供给情况等。

（5）转运途中应将病人妥善固定，防止意外事件的发生，特别注意防止气管插管的移位或脱出，部分特殊病人可能需要监测颅内压。

2. 转运交接　当到达接受医院或科室后，转运护士应与接收医院或科室负责接收的医护人员进行正式交接以落实治疗的连续性，交接的内容包括病人病史、重要体征、实验室检查、治疗经过，以及转运中有意义的临床事件，交接后应书面签字确认。

（李红波）

自测题

单项选择题

1. 下列**不是**危重症病人体位转换目的的是（　　　）

A. 增进舒适　　　　　　　　B. 检查需要

C. 预防尿路感染　　　　　　D. 预防坠积性肺炎

E. 便于抢救

2. 挪动法帮助病人上平车的顺序是（　　　）

A. 上半身、臀部、下肢　　　B. 下肢、臀部、上半身

C. 头部、上肢、臀部、下肢　D. 下肢、臀部、上肢、头部

E. 头部、上半身、下肢

3. 平车运送病人上下坡时,头部处于高处一端的主要目的是(　　)

    A. 以免血压下降   B. 减轻头部充血不适

    C. 避免呼吸不畅   D. 预防坠车

    E. 利于和病人交流

4. 一人搬运病人下平车回床时,平车放置正确的是(　　)

    A. 平车头端与床尾成直角   B. 平车置于病床头

    C. 平车头端与床尾成钝角   D. 平车头端与床尾成锐角

    E. 平车尾端与床尾成钝角

5. 关于危重症病人体位转换的要求,**错误**的是(　　)

    A. 体位转换过程中护士能用语言和非语言技巧与病人沟通交流

    B. 体位转换后应为病人拍背

    C. 鼓励有能力的病人积极主动地体位转换

    D. 颅脑损伤病人先询问病人对体位的需求,根据病人需求进行体位转换

    E. 病人及家属应掌握体位转换的健康教育知识

6. 三人搬运病人时,正确的方法是(　　)

    A. 甲托住病人头颈部和肩背部,乙托住腰部和臀部,丙托住腘窝和小腿部

    B. 甲托住病人头颈部和腰部,乙托住肩背部和臀部,丙托住腘窝和小腿部

    C. 甲托住病人头颈部和肩背部,乙托住腰部和腘窝,丙托住臀部和小腿部

    D. 甲托住病人头颈部和臀部,乙托住肩背部和腰部,丙托住腘窝和小腿部

    E. 甲托住病人头颈部和肩背部,乙托住腰部和小腿部,丙托住臀部和腘窝

7. 转运交接过程中,**错误**的是(　　)

    A. 转运护士应与接收医院或科室负责接收的医务人员进行正式交接

    B. 应将病人病史进行交接

    C. 应将病人治疗经过进行交接

    D. 交接后应书面签字确认

    E. 病人达到接收医院时,需做CT检查,转运护士应与CT室负责人进行交接

8. 下列**不是**重症病人转运过程中必须监测指标的是(　　)

    A. 心电图   B. 脉搏血氧饱和度   C. 无创血压

    D. 呼吸   E. 体温

9. 给颅脑手术后病人翻身时,头部搬动不能过剧的原因是(　　)

    A. 减轻疼痛   B. 防止脑疝形成

    C. 减少伤口出血   D. 防止体位性低血压

    E. 防止头部伤口缝合线裂开

10. 对危重病人转运设备的要求,**错误**的是(　　)

    A. 所有电子设备都应保证其能电池驱动

    B. 所有电子设备的电池量应充足

    C. 为防止意外发生,应使用普通转运床进行转运

    D. 所有设备应该固定在与病人同一水平面或低于病人水平面

    E. 转运床应与救护车上的担架系统匹配

11. 病人男性，从高楼坠下，导致腰椎骨折，病人宜采取的转运法是（　　）

    A. 三人搬运至轮椅转运　　　　　B. 两人搬运至平车转运

    C. 四人搬运至轮椅转运　　　　　D. 四人搬运至平车转运

    E. 三人搬运至平车转运

12. 病人女性 10 岁，体重 25kg，双下肢骨折，现需平车送病人外出检查，最适合的搬运方法是（　　）

    A. 挪动法　　　　　B. 两人搬运法　　　　　C. 一人搬运法

    D. 三人搬运法　　　　　E. 四人搬运法

13. 病人男性，肠梗阻，现由于病情需要，需转送上一级医院手术治疗，转运前最重要的处置措施是（　　）

    A. 胃肠减压　　　　　B. 留置尿管　　　　　C. 心电监护

    D. 上氧　　　　　E. 签知情同意书

14. 病人男性，呼吸衰竭伴抽搐，现予呼吸机械通气，并需转送上一级医院，以下关于转运的叙述，**错误**的是（　　）

    A. 转运过程中特别注意防止气管插管的移位

    B. 需要记录气道插管深度

    C. 转运过程中注意监测呼吸频率、氧气供给情况等

    D. 转运途中应将病人妥善固定

    E. 不能给病人使用镇静剂，以防呼吸抑制

（15～17题共用题干）

病人男性，2014 年 12 月 12 日上午 9 时因家中失火，造成全身 90% 中度烧伤，需用翻身床进行翻身。

15. 病人什么时候可以使用翻身床（　　）

    A. 12 月 12 日晚上 9 时　　　　　B. 入院即可使用

    C. 12 月 13 日晚上 9 时　　　　　D. 12 月 14 日晚上 9 时

    E. 12 月 14 日早上 9 时

16. 护士在 12 月 15 日早上 8 时为其安置为平卧位，改俯卧位的最佳时间是（　　）

    A. 下午 4 时　　　　　B. 上午 10 时　　　　　C. 上午 12 时

    D. 下午 2 时　　　　　E. 晚上 8 时

17. 病人入院后遵医嘱予气囊留置尿管，并接防逆流尿袋，转换体位时留置尿管护理措施**错误**的是（　　）

    A. 转换体位前先将尿袋取下

    B. 转换体位时关闭引流管开关，转换体位后，打开引流管开关

    C. 转换体位后检查导管是否脱落、移位或扭曲

    D. 因使用的是防逆流尿袋，故在体位转换前可不用关闭引流管开关

    E. 转换体位时打开引流管开关，转换体位后，妥善固定导管，关闭引流管开关

第六章　重症监护病人的基础护理

危重症病人的基础护理是重症护理工作中的主要任务之一。护士首先应全面评估危重症病人的生理、心理，及时发现存在的健康问题，预防性采取有效措施进行抢救和护理。同时，亦应做好组织和物质上的充分准备，遇到危重症病人要当机立断、争分夺秒地配合抢救。

第一节　重症监护病人的饮食与营养

机体的新陈代谢包括物质代谢和能量代谢。能量的摄入、储备和消耗之间是一种平衡关系，摄入量等于储备量和消耗量之和。ICU 的病人多处于创伤、感染或大手术的重度应激反应状态，常不能正常摄取营养导致营养不良，影响疾病的治疗和预后。

危重症病人营养支持是维持病人呼吸、循环和代谢功能的一种重要治疗手段，能有效阻止疾病的发展，对促进病人痊愈具有重要的临床价值。因此，加强危重症病人的营养支持显得愈来愈重要。

知识链接

应激反应

应激反应（stress reaction），也称为狩猎式反应（医学、护理学专有名词），指机体突然受到强烈有害刺激（如创伤、手术、失血、感染、中毒、缺氧、饥饿等）时，通过下丘脑引起血中促肾上腺皮质激素浓度迅速升高，糖皮质激素大量分泌。应激反应由于应激因子对动物体的有害作用所引起的非特异性的一切紧张状态。

一、肠道功能评估

营养支持对危重症病人疾病的治疗和预后有着重要作用。实施营养支持治疗时对病人

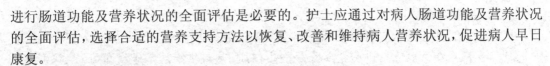

进行肠道功能及营养状况的全面评估是必要的。护士应通过对病人肠道功能及营养状况的全面评估，选择合适的营养支持方法以恢复、改善和维持病人营养状况，促进病人早日康复。

（一）肠道功能评估

肠道作为人体的脏器，不仅是一个营养吸收器官，还是一个重要的免疫调节器官。肠道功能受损必然导致菌群失调，促使全身炎性反应加重，危重症病人维持胃肠道功能稳定越来越重要。通过对肠道功能的评估，更能合理的选择营养支持的供给方式。

肠道功能评估主要包括胃黏膜屏障功能，胃排空功能，胃肠道消化吸收功能，胃肠道蠕动功能和胃肠道血流量。如肠大部分切除、肠梗阻、肠外瘘等，可造成胃肠消化吸收及排空功能障碍；炎性肠病和胃肠激素分泌不足等引起消化吸收功能障碍；创伤、烧伤、休克和感染等均可造成机体缺血、缺氧和循环障碍，使肠黏膜功能受损导致肠屏障功能障碍。通过肠道功能评估，为正确选择肠内营养或肠外营养提供依据。

（二）营养状况的评估

1. 人体测量

（1）体重：体重是评价危重病人营养状况的重要指标。根据病人病前3~6个月的体重变化或实际体重占理想体重的百分比来判断。

实际体重占理想体重的百分比（%）= 实际体重（kg）/ 理想体重（kg）×100%

理想体重（kg）= 身高（cm）-105

男性理想体重（kg）=〔身高（cm）-100〕×0.90

女性理想体重（kg）=〔身高（cm）-100〕×0.85

实际体重和理想体重的比值大于90% 无营养不良，80%~90% 为轻度营养不良，60%~80% 为中度营养不良，小于60% 为重度营养不良。

（2）体重指数（BMI）：BMI= 体重（kg）/〔身高（m）〕^{2}，是国际上常用的衡量人体胖瘦程度以及是否健康的一个标准。正常值为18~25，小于18提示营养不良。

（3）三头肌皮褶厚度（TSF）是间接测定机体脂肪储存量的指标。TSF 正常值：男性8.3mm，女性15.3mm。实测值与正常值比值大于90% 为正常，80%~90% 为轻度营养不良，60%~80% 为中度营养不良，小于60% 为重度营养不良。

2. 实验室检查　氮平衡（NB）是最常用的动态营养平衡评定方法之一。可反映机体蛋白质和能量平衡的动态变化情况，是评价机体蛋白质营养状况的最可靠与最常用指标。当24小时摄入氮量大于排出氮量时为正氮平衡，反之为负氮平衡。蛋白质或热量摄入不足均可引起负氮平衡。

内脏蛋白质测定是评定蛋白质营养状况的重要方法之一，测定包括血清白蛋白、转铁蛋白及甲状腺素结合前白蛋白等。免疫功能也是反映内脏蛋白质质量的一个重要指标，通过测量淋巴细胞计数来反映细胞免疫状态。

二、饮食与营养的特点

（一）基本饮食

危重症病人在能够进食的前提下，其基本饮食的种类为流质饮食。饮食的特点是易吞咽，易消化，无刺激性，如乳类、米汤、豆浆、肉汁、菜汁、果汁等。基本用法是每次200~300ml，每天6~7餐，蛋白质供给40~50g/d，总热能供给约为3.5~5.0MJ/d。

（二）营养特点

1. 呼吸功能不全病人 呼吸功能不全病人普遍存在营养不良,对这类病人应早期实施肠内营养支持。在营养支持中应给予充足的蛋白质,热量供给达基础量即可,此举可避免血糖过高,且能促进脂肪组织动员,有利于呼吸肌功能的恢复。

2. 心脏功能不全病人 心脏功能不全病人应严格限制葡萄糖液和钠盐补给量,以防诱发充血性心力衰竭。若血糖过高时可使用胰岛素,并注意补钾,以改善心肌缺氧。

3. 肝脏功能不全病人 肝脏功能不全病人由于肝功能降低导致对蛋白质耐受能力差,过多的摄入蛋白质容易诱发肝性脑病。因此,蛋白质的补给成人 40～50g/d 即可。在氨基酸的供应方面,应多补给支链氨基酸,少补给芳香族氨基酸,从而减少芳香族氨基酸通过血-脑屏障量,以此可有效地预防和治疗脑昏迷和肝性脑病。在葡萄糖和脂肪乳剂的供应方面,由于肝功能不全病人高血糖或非酮性昏迷的发生率高,且容易产生脂肪肝,因此,葡萄糖的补给应适当减少并缓慢补给一定量的脂肪乳剂。但肝功能严重损害时禁忌补给脂肪乳剂。

4. 肾功能不全病人 肾功能不全病人在营养支持方面应限制蛋白质的摄入量。选用优质蛋白质,如鸡蛋、牛奶、瘦肉等动物蛋白,此类食物含必需氨基酸较高,而且在体内分解后产生的含氮物质较少;植物蛋白质如豆制品、玉米、面粉、大米等含必需氨基酸较少,非必需氨基酸较多,生物效价低,应予适当限量。伴有少尿、无尿症状的病人,还应限制液体的入量,依据病人肾功能情况,蛋白蛋的摄入在 20～30g/d,但做透析时蛋白质的供给应增加,营养液中葡萄糖的补给浓度亦应提高。

三、营养支持的基本原则

ICU 病人营养支持应坚持及时、合理、有效的原则。危重症病人多处于重度应激状态,机体代谢率明显升高,能量和营养物质的需求与消耗增加,及时、合理、有效的营养支持可以降低病人体内储存的能量及蛋白质等营养物质的丧失。一般在病人初期治疗 24～48 小时后,血流动力学基本稳定,水、电解质及酸碱失衡得到初步纠正就可考虑开始营养支持。延迟营养支持会导致危重症病人迅速出现营养不良,将直接影响病人愈后。在进行营养支持时应充分考虑病人的器官耐受力,严重肝功能障碍、肝性脑病,严重氮质血症,严重高血糖没有得到有效控制的病人,营养支持难以有效实施。

四、营养支持的应用

（一）肠内营养

肠内营养（enteral nutrition, EN）是经胃肠管道补充营养物质的一种营养支持形式,是营养支持的首选途径。相对于肠外营养而言,它具有安全、经济、简便等优点。肠内营养的途径主要有经胃肠内营养和经小肠肠内营养。

1. 适应证与禁忌证

适应证:

（1）不能经口进食,如吞咽障碍或昏迷病人。

（2）不宜经口进食,如有严重吸入性危险存在的病人。

（3）消化道瘘,大量液体经瘘口丢失的病人。

（4）严重吸收不良,如小肠广泛切除的病人。

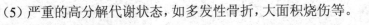

（5）严重的高分解代谢状态，如多发性骨折，大面积烧伤等。

禁忌证：

（1）持续呕吐、严重腹泻病人。

（2）肠切除剩余肠道太短的病人。

（3）完全性肠梗阻病人。

（4）空肠瘘，导管难以达到瘘口以下者。

（5）三个月以内的婴儿，不能耐受高渗性营养液。

2. 投给方式　病人投给方式的选择取决于营养液的性质，喂养管的类型、大小、管端的位置和营养物质的需要量。投给方式包括三种，即一次性投给、间歇性重力滴注、连续性输注。

3. 肠内营养的护理

（1）营养液配制的护理：①严格按医嘱执行；②配制过程应严格无菌操作；③营养液最好现用现配，暂时不用可放入4℃的冰箱内保存，但时间不得超过24小时。

（2）营养液输注的护理：①滴注前检查营养液有无变质，连续滴注每次滴注时间不超过8小时；②营养液的温度应保持在40℃左右；③严格控制输注速度，密切观察输注时病人有无消化道不良等症状，根据情况及时调整输注速度。

（二）肠外营养

肠外营养（parenteral nutrition，PN）是通过静脉途径提供营养物质，以维持机体正氮平衡，预防和纠正营养不良，促进病人康复的一种营养支持方法。营养液可通过中心静脉或外周静脉输注。

1. 适应证与禁忌证　肠外营养的适应证可归纳为三条：不能进食或管饲者；不应进食或管饲者；经口摄食或管饲不能满足所需者。上述情况有可能要持续一段时间的，应给予肠外营养支持。适应证具体如下：

（1）多器官功能衰竭，不能经胃肠道摄取营养者。

（2）重症多发伤、烧伤、严重感染或大手术后，口服或管饲不能接受或不能补充所需者。

（3）腹腔炎症，如重症弥漫性腹膜炎、坏死性胰腺炎、胃肠道穿孔、绞窄性肠梗阻等。

（4）大部分小肠切除术后短肠综合征，以及复杂的肠外瘘不能接受管饲营养者。

（5）剧烈呕吐或神经性厌食。

（6）抗肿瘤治疗期间。

禁忌证：

（1）血流动力学不稳定。

（2）终末期肝、肾衰竭。

（3）未控制的严重高血糖。

（4）严重水、电解质与酸碱失衡。

（5）休克。

2. 营养成分　肠外营养供给的营养素应包括全部必需氨基酸，足够量的非必需氨基酸，以保证足量的蛋白质合成。常规的营养素成分包括：氨基酸、糖类、脂肪（包括必需脂肪酸）、电解质、维生素、微量元素和液体。任何一种必需营养素的不足或缺乏都不能起到合成代谢的作用，均可发生负氮平衡，造成其他营养素的浪费。

3. 输注方式　肠外营养常用输注方式包括持续输注和循环输注两种。持续输注法是一种将全天的营养液在 24 小时内持续均匀输入体内的方法,主要用于肠外营养的早期。循环输注法是在持续输注营养液的基础上,肠外营养的质和量均已稳定,且病人病情也较稳定时所采用的一种后续输注方法。实施循环输注时应监测机体对葡萄糖和液体量的耐受情况。对心血管功能不全和短期内不能耐受大量液体的病人不宜采用。

4. 肠外营养的护理

(1) 肠外营养液的配制:肠外营养液含有蛋白质、脂肪、糖类、维生素和电解质等成分,应注意配制顺序。具体步骤为:①将电解质、微量元素、胰岛素加入葡萄糖或氨基酸中;②将磷酸盐加入另一瓶氨基酸中;③将水溶性维生素和脂溶性维生素混合加入脂肪乳中;④将氨基酸、磷酸盐和微量元素加入脂肪乳中;⑤将配制好的氨基酸及葡萄糖溶液同时注入营养袋内,观察液体有无沉淀;⑥将配制好的脂肪乳加入有氨基酸及葡萄糖溶液的营养袋内;⑦将溶液轻轻摇匀待用。

(2) 置管前的护理:①告知病人肠外营养的重要性、静脉置管的操作过程和配合方法,消除病人的紧张情绪;②清洁局部皮肤并察看有无破损、感染等异常情况;③手术环境及相关物品的准备要充分。

(3) 置管时的护理:①协助病人摆好体位,锁骨下静脉置管时,取头低脚高仰卧位,头偏向操作者对侧;②备齐药物及相关器械并协助操作者进行皮肤消毒及穿刺;③穿刺成功后消毒局部皮肤并用贴膜固定,连接输液装置并观察输液是否通畅;④固定导管,告知病人活动时注意事项,防止导管扭曲、脱出;⑤做好记录。

(4) 置管后的护理:①保持导管及周围局部皮肤无菌;②消毒贴膜应每周更换 2 次,如出现潮湿或密闭不严,应及时更换;③观察穿刺点局部皮肤,若有感染及化脓应及时处理;④防止导管滑出,如滑出不可将导管直接送入体内;⑤禁止通过导管输血、抽血和监测中心静脉压;⑥输液系统应密闭,每天更换输液导管 1 次,更换导管时将管夹紧,严防空气进入;⑦导管发生堵塞或感染时,应及时拔除;⑧拔管时应常规消毒皮肤,拆除缝线,拔出的导管用无菌剪刀剪下尖端约 1~2cm 送细菌和真菌培养;⑨拔管后,消毒局部穿刺口,按压 5 分钟后用无菌敷料加压包扎 24 小时。

(5) 输注营养液的护理:①营养液应现配现用,配好后应在 24~48 小时内输完;②按病人需求供给营养液,输注速度的控制最好使用带有报警装置的输液泵;③输注过程中,应注意观察病人生命体征,有无口渴、多尿、昏迷、恶心、呕吐、关节痛和头痛等不良反应,如出现发热,应查明是否为导管感染所致;④每天输注结束时,用肝素稀释液 5ml 封管;⑤准确记录病人 24 小时的入液量;⑥输注前 3 天,动态监测血糖和电解质,每天 1 次,以后每 3 天1 次;⑦根据病人情况定时测定肝、肾功能,评价营养状况。

第二节 重症监护病人的清洁护理

危重症病人患病期间,生活自理能力会出现不同程度的降低,甚至完全丧失,无法满足自身清洁的需求。长期卧床病人容易出现口腔溃疡、压疮等并发症,因此,做好清洁护理工作是护士的一项重要职责。

一、口腔的护理

口腔是病原微生物侵入人体的重要途径之一。保持口腔清洁对危重症病人非常重要。

（一）操作前准备

1. 用物准备

（1）治疗盘：备治疗碗（内盛漱口溶液浸湿的棉球不少于 16 个）、镊子、弯血管钳、弯盘、压舌板、杯子（盛漱口水）、吸水管、纱布（或面巾纸）、棉签、手电筒。必要时备开口器。

（2）外用药：根据医嘱准备，常用的有液状石蜡、冰硼散、制霉菌素、甘油、西瓜霜润喉片、口腔薄膜等。

（3）常用漱口溶液（表 6-1）

表 6-1 常用漱口溶液及作用

溶液	作用
生理盐水	清洁口腔，预防感染
朵贝尔溶液（复方硼砂溶液）	轻微抑菌，除臭
1%～3% 过氧化氢溶液	抗菌除臭，适用于口腔感染
1%～4% 碳酸氢钠溶液	适用于真菌感染
2%～3% 硼酸溶液	清洁口腔，抑制细菌
0.1% 乙酸溶液	适用于铜绿假单胞菌感染
0.02% 呋喃西林溶液	清洁口腔，广谱抗菌
0.08% 甲硝唑溶液	厌氧菌感染

2. 病人准备 了解口腔护理的目的、过程，主动配合护士操作。

3. 环境准备 安静、整洁、宽敞、光线充足。

4. 护士准备 着装整齐、洗手、戴口罩。

（二）操作步骤

1. 协助病人仰卧或侧卧，面向护士。围治疗巾于病人颌下及胸前，置弯盘于病人口角旁，温水湿润口唇（图 6-1）。

2. 嘱病人张口（昏迷病人可使用开口器），一手持手电筒，一手持压舌板，观察口腔状况。

3. 协助清醒病人用吸水管吸水漱口。

4. 嘱病人张口，用弯血管钳夹取含漱口液棉球放入颊部内侧（棉球以不滴水为度），病人咬合上下齿，从白齿至门齿纵向擦洗牙外侧面，同法擦洗对侧，再依次擦洗左侧牙齿的上内侧面、上咬合面、下内侧面、下咬合面，弧形擦洗颊部。同法擦洗右侧。由内向外擦洗硬腭、舌面、舌下。

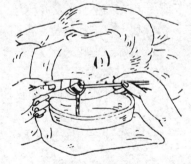

图 6-1 口腔护理

5. 协助病人再次漱口，用纱布擦净口角。

6. 观察口腔黏膜有无异常，并注意有无棉球遗漏。

7. 协助病人取舒适体位，整理床单位，清理用物。

8. 做好护理记录。

（三）注意事项

1. 口腔护理应每日进行 2～3 次。

2. 擦拭时动作要轻，以免损伤黏膜和牙龈，对凝血功能差的病人更应谨慎操作。

3. 传染病人的用物应按隔离消毒原则处理。

4. 昏迷病人禁忌漱口。护理时所用棉球不可过湿,以免误吸;擦拭前后要清点棉球个数,擦拭时夹紧棉球,每次1个,以免遗留在口腔内。

二、头发的护理

(一)操作前准备

1. 用物准备 治疗车上备橡胶马蹄形垫或自制马蹄形垫、治疗盘内置大小橡胶单各1个、大中毛巾各1条、眼罩(或纱布)、别针、棉球、洗发液、梳子、水壶(内盛40~45℃热水)、污水桶、需要时备电吹风。

2. 病人准备 了解洗发的方法,配合护士操作。

3. 环境准备 环境整洁,调节室温至22~26℃。

4. 护士准备 衣帽整洁,剪指甲、洗手。

(二)操作步骤

1. 协助病人取仰卧位,上半身斜向床边。将病人衣领松开并向内反折,围毛巾于颈部,用别针固定。垫橡胶单及浴巾于枕上,置枕于病人肩下。将马蹄形垫的突起部置于病人后颈下,头部放于水槽中,垫的下端置于污水桶中(图6-2)。用棉球塞住双耳,眼罩或纱布盖双眼。

2. 用温水湿润头发,再倒洗发液于手掌上,涂均头发,用指腹由发际到头顶揉搓头发并按摩头皮,然后冲净头发。

3. 撤去颈部毛巾包住头发,擦干面部,撤去马蹄形垫,除去耳内棉花及眼罩,撤去橡胶单,移枕至头部。用浴巾擦干或用电吹风吹干头发并梳理成形。

4. 病人取舒适卧位,整理床单位。

5. 做好护理记录。

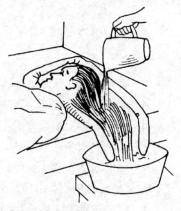

图6-2 马蹄形垫床上洗头法

(三)注意事项

1. 洗头时注意保暖,防止病人受凉。

2. 梳、洗头发时动作要轻柔,以防损伤头皮。

3. 操作过程中注意观察病人情况,如面色、脉搏、呼吸有异常时应停止操作。

三、皮肤的护理

皮肤是身体最大的器官,具有保护机体,调节体温,吸收、分泌、排泄和感觉等功能。

(一)操作前准备

1. 用物准备 治疗盘内备浴巾、毛巾2条、浴皂、梳子、小剪刀、水温计、50%乙醇、清洁衣裤及被服;另备面盆2个、水桶2个(一个盛50~52℃热水,另一个为污水桶)。必要时备便盆及便盆巾、屏风。

2. 病人准备 调整心理状态,配合护士操作。

3. 环境准备 注意环境隐蔽,清洁,光线充足,调节室温22~26℃。

4. 护士准备 衣帽整洁,洗手,戴口罩。

（二）操作步骤

1. 屏风遮挡，据病情放平床上支架，病人平卧，松开床尾盖被。

2. 将脸盆放置床旁，倒入 2/3 的热水，调试水温为 50～52℃。

3. 将微湿小毛巾包在手上成手套状（图 6-3），先从内眦向外眦擦拭净眼部；再用"3"字形手法，依次擦拭洗额部、鼻翼、面部、耳后、颏下及颈部；然后用较干毛巾再擦洗一遍。

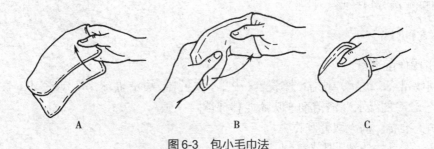

图6-3 包小毛巾法

4. 为病人脱去上衣，依次擦洗双上肢及胸腹部。方法是先用涂肥皂的毛巾擦洗，再用湿毛巾擦净肥皂液，然后用拧干的毛巾擦洗，最后用大浴巾擦干。

5. 病人侧卧，背向护士，依次擦净后颈部、背部及臀部。

6. 病人取仰卧位，脱裤，擦洗双下肢；浸泡、清洗、擦干双足。

7. 铺巾于病人臀下，自上而下洗净会阴，为病人穿好清洁裤子。

8. 病人取舒适卧位，整理床单位。

9. 做好护理记录。

（三）注意事项

1. 护士操作中要遵循节力原则。

2. 注意调节好室温和水温，以免病人受凉或烫伤。

3. 注意环境隐蔽及保暖，尽量减少翻动和暴露病人。

4. 操作中应密切观察病人病情，如出现面色苍白、寒战等现象，应立即停止操作，并进行适当处理。

5. 传染病人用物按隔离消毒原则处理。

四、压疮的护理

危重症病人是发生压疮的高危人群，压疮护理是 ICU 护理工作的一项重要任务。

（一）压疮的预防

压疮是能够预防的，关键是消除其发生的原因。因此，要做到：①定时翻身，避免局部长期受压；②保持皮肤清洁，避免潮湿、排泄物刺激；③防止身体滑动，避免摩擦力和剪切力；④温水擦浴或红外线照射，促进血液循环；⑤加强营养支持。

（二）压疮的护理

1. 瘀血红润期 原则是及时祛除致病原因，加强护理，预防压疮继续发展。增加翻身次数，避免局部受压、避免潮湿刺激，加强全身营养等。

2. 炎性浸润期 原则是保护皮肤，避免感染。除继续加强预防措施外，对未破的小水泡，要减少摩擦，以免破裂感染，使其自行吸收。对大水泡应在无菌操作下用注射器抽出泡内液体（不要剪去表皮），涂消毒液或用红外线灯照射后，再用无菌敷料包扎。

3. 溃疡期 原则是清洁创面，去除坏死组织，促进肉芽组织生长。轻度溃疡，清洁创面，用红外线灯照射每日 1～2 次，每次 10～15 分钟，然后按外科无菌换药处理。坏死溃疡者，去除坏死组织，用生理盐水、1∶5000 高锰酸钾或 0.02% 呋喃西林溶液清创，溃疡深者，也可用 1%～3% 过氧化氢溶液冲洗，以外科无菌换药处理。感染创面应每周作细菌培养及药物过敏试验，以选择合适药物。

五、会阴部的护理

（一）操作前准备

1. 用物准备 屏风、便盆、橡胶单、中单、大量杯、清洁棉球、镊子、浴巾、毛巾、水壶（内盛 50～52℃ 的温水），清洁剂或呋喃西林棉球。

2. 病人准备 病人取仰卧位。

3. 环境准备 清洁，调节室温，遮挡病人。

4. 护士准备 衣帽整洁，洗手、戴口罩。

（二）操作步骤

1. 男病人会阴部护理

（1）戴清洁手套，一手提起阴茎，一手用毛巾或用呋喃西林棉球擦洗阴茎头部、下部和阴囊（图 6-4）。肛门擦洗时，病人取侧卧位，一手将臀部分开，一手用浴巾将肛门擦洗干净（每擦洗一处均应更换毛巾部位，如用棉球则应更换棉球）。

（2）操作完毕，为病人穿好衣裤。

（3）病人取舒适卧位，整理用物及床单位。

（4）护理记录。

2. 女病人会阴部护理

（1）将橡胶单及中单置于病人臀下，再将便盆置于病人臀下。

（2）护士一手持装有温水的大量杯，一手持夹有棉球的大镊子，边冲水边用棉球擦洗。擦洗顺序为：尿道口、阴道口、大、小阴唇、会阴、肛门。每冲洗一处均应更换棉球（图 6-5）。

（3）冲洗后擦干，操作完毕为病人穿好衣裤。

（4）病人取舒适卧位，整理用物及床单位。

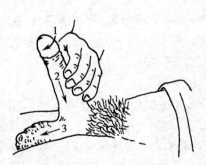

图 6-4 男病人会阴部清洁

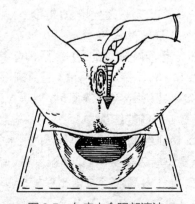

图 6-5 女病人会阴部清洁

（5）护理记录。

（三）注意事项

1. 注意保护病人隐私。

2. 会阴部或直肠手术后病人，应按无菌操作进行擦洗。

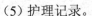
边学边练

　　实训八　重症监护病人的基础护理

（刘剑波）

自测题

一、单项选择题

1. 危重症病人的基本饮食是（　　）

　　A. 流质饮食　　　　　　　B. 要素饮食　　　　　　　C. 少渣饮食

　　D. 高纤维饮食　　　　　　E. 半流质饮食

2. 心功能不全伴严重水肿的病人，其饮食应为（　　）

　　A. 低盐、低糖　　　　　　B. 无盐、低脂肪　　　　　C. 高糖、低脂肪

　　D. 高糖、低维生素　　　　E. 低蛋白、低维生素

3. 鼻饲饮食营养液输注时温度应保持在（　　）

　　A. 25℃左右　　　　　　　B. 30℃左右　　　　　　　C. 35℃左右

　　D. 40℃左右　　　　　　　E. 45℃左右

4. 危重症病人口腔真菌感染护理时应选择的溶液是（　　）

　　A. 0.1% 乙酸溶液　　　　　　　　　B. 朵贝尔溶液

　　C. 0.08% 甲硝唑溶液　　　　　　　D. 2%～3% 硼酸溶液

　　E. 1%～4% 碳酸氢钠溶液

5. 昏迷病人进行口腔护理时应禁忌（　　）

　　A. 漱口　　　　　　　　　B. 使用开口器　　　　　　C. 使用压舌板

　　D. 取下活动义齿　　　　　E. 使用棉球擦试

6. 为不能自行翻身的病人更换卧位时，最长时间间隔**不能**超过（　　）

　　A. 1h　　　　　　　　　　B. 2h　　　　　　　　　　C. 3h

　　D. 4h　　　　　　　　　　E. 5h

二、问答题

1. 简述胃肠外营养液输注时的护理措施。

2. 简述压疮溃疡期病人的护理措施。

第七章　重症监护病人的沟通技巧

学习目标

1. 熟悉实施心理护理的具体措施。
2. 了解 ICU 病人常见的不良心理反应。

第一节　沟通的目的和重要性

护患沟通是在医疗卫生保健工作中，护士和病人围绕伤病、诊疗、健康及相关因素，以护士为主导，通过各种有特征的全方位信息的多途径交流，科学地指引护理病人的伤病，使护患双方达成共识并建立信任合作关系，达到维护人类健康，促进护理事业发展和社会进步的目的。

一、沟通的目的

1. 推动医学模式的转变　现代医学模式，即生物-心理-社会医学模式自 20 世纪 70 年代提出以后，已被全球医学界所倡导和宣传，但要完成上述模式的转变绝非一朝一夕，而护患、医患沟通却是一条通向这一目标的新途径和桥梁，它的新意和科学性就在于真正开始触动心理和社会因素来协助诊疗和保健康复。

2. 完善护理过程

（1）有利于护理工作的顺利开展　护士在实现从病人入院评估、确立护理诊断、制定护理计划、组织实施和效果评价的护理行为中需要得到病人的支持和理解，而且任何护理工作均包含沟通的成分，如倾听家属的抱怨、卫生宣教、给予病人护理指导等。高效的护患沟通对于提供成功的护理照顾是很重要的，既维护了病人的利益，又有利于护理工作的开展。

（2）有利于推动护理模式的转变　整体护理是以现代护理观为指导，以病人为中心，以护理程序为方法，为其提供生理、心理、社会、文化等全方位的护理。传统单一的技术服务已不能满足目前病人的需要，他们希望得到更高层次且有利于身心健康的服务，而有效的沟通是使护患双方获得信息的重要途径。若没有沟通，病员不能全面正确地表达诉求，护士也无法评价病人、给予照顾或评估护理效果，护理目标就不能实现。所以良好的沟通是实施整体护理并达到护理目标的前提和保障。

（3）有利于融洽护患关系，达到互惠双赢　护士与病人互惠双赢是护患沟通的目的，符合护理学的真谛。它遵循双赢的思维和原则，维护的是符合市场经济法则的护患双方的根本利益；它发展了新的医学伦理准则，既要维护医学的神圣使命，又要保障病人的切身利益，使护患双方在市场经济中和谐相处。

二、沟通的重要性

1. 人类健康的需要　在现代社会里，人人都想拥有健康的体魄、心理及社会适应力，以便享受幸福、美满的生活。如果人们对医护人员的冷漠、失职，对医疗机构的高费用以及医疗事故普遍感到畏惧，那么人们的健康需要就会被极大地压抑。而良好的护患沟通、医患沟通就是要从根本上消除人们的这种顾忌，使人们意识到医患双方是一家，护士、医生是拯救生命和维护健康最可信赖的人，而医院则是拯救生命和维护健康最可信赖的组织。

2. 护理学发展的需要　护理学是一门经验性和实践性很强的学科，其发展完全依赖于对病人进行护理实践的经验积累。护理学能发展到今天，完全是我们人类在自己身上进行尝试和探索的结果，是护患双方自觉组成联盟，共同战胜疾病的结果。紧密有效的沟通可以使护士了解心理、社会、环境、技术等因素对人和疾病的影响，促进护理学的发展。

3. 社会进步的需要　人类解决好如何相处、战胜疾病、保持身心健康等是现代社会进步与文明发展的重要标志，而这些问题也是护士、医生的社会责任。护患沟通就是要求广大护士发挥主导作用，不仅要诊治伤病，还要以拥有的医学知识和技能，以特有的医学人文精神，关注社会，呵护生命，主动消除社会通病并减轻社会问题所带来的不良后果，促进社会进步和社会文明的提升。

第二节　心理观察要点

重症监护病人，由于起病急，病情变化快，并发症多，其心理变化与一般病人有所不同。有调查显示，重症监护室中约有 80% 以上的病人会发生不良心理反应，且这些心理反应受多种因素的影响。

一、常见的不良心理反应

重症监护病人病情凶险，应激心理反应强烈而且复杂。各种重症监护病人的心理反应存在一定的共性规律，常见表现如下。

1. 极度恐惧与焦虑　多发生于初入院的 24～48 小时。重症监护病人多是突然起病，或突然遭受意外，或在原来疾病的基础上病情加重，救治困难，随时处于死亡威胁之中，常表现出极度的紧张、恐惧。急诊入院的病人因突然离开熟悉的环境和亲人，所接触的人和环境都是陌生的，易产生分离性焦虑；伤残病人，因自我完整性受损，担心将来影响工作和生活，易产生阉割性焦虑。

2. 孤独与忧郁　重症监护室的病人因与外界隔离、家属探视时间短、医护人员忙于抢救工作而与其沟通的时间少，易产生沟通交流障碍。在这种环境里，病人病情稍有好转就会产生孤独感。加之病房内各种抢救器材，如呼吸机、吸痰器、监护仪等，也容易使病人触景生情，感到自己病情严重，担心不能好转，忧虑工作、家庭、生活，从而产生忧郁。表现为消极压抑、悲观失望、自我评价降低、孤僻寡言，常感到孤立无助，严重者可出现自杀倾向。

3. 愤怒与敌对　重症监护病人患病后，对自己的预后抱有期望，希望能很快康复。但是医护人员紧张忙碌的身影、严肃的表情和各种监护治疗仪器的使用，一次次打破病人的希望，认为自己受伤或患病是不公平的。担心自己的前途及事业可能受到影响，使病人自制力下降，产生愤怒，并通过心理防卫机制的转移作用产生敌对行为，将怒气向家人、医务人员发泄。病人多面带怒容、双眉紧锁，由于愤怒可表现出尖叫。

4. 情绪休克 意外创伤给病人造成的心理打击，通常比疾病本身更为严重。特别是在受伤早期，病人对这种毫无先兆、突如其来的意外伤害完全没有心理准备，几乎无法面对现实。在这种超强应激源的作用下，病人在经过短暂的应激状态后，其心理防御机制濒临崩溃，部分病人可持续数天处于"情绪休克期"。表现为异常的平静与冷漠、表情木然、少言寡语，任由医护人员救治，对各种医疗处置的反应平淡、无动于衷等。

5. 否认 入住重症监护室的病人，约半数以上会产生心理否认反应，多数病人在24小时后开始出现，第72～96小时达高峰。这类病人经抢救后病情好转，急性症状初步控制，表现为否认有病，或认为自己的病很轻，不需住院监护治疗。

6. 自我形象紊乱 自我形象紊乱是个体对自己身体结构、外观、功能的改变，在感受认知、信念及价值观方面，出现的健康危机。例如，意外事故导致的外伤和烧伤病人，自我完整性破坏，当需要截肢或整容时，病人则产生阉割性焦虑，担心将来影响工作和生活，以致忧心忡忡而不能自拔。

7. 依赖与退化 常发生于重症监护病人治疗的恢复期。长期机械通气的病人，习惯于被动辅助通气，多对机械通气有依赖的心理，对脱机有恐惧感，对普通病房医护人员的技术缺乏信任，担心疾病复发或加重，对重症监护室产生依赖心理，结果病人产生焦虑反应，常表现出行为幼稚退化，有希望得到全面照顾的倾向。

8. 监护室综合征 监护室综合征是指病人在重症监护室监护过程中出现的以精神障碍为主，兼具其他表现的一组综合征。可加重病人的现有疾患，造成不良预后。其主要表现为谵妄、思维紊乱、情感障碍、行为异常等。

二、常见不良心理反应的原因

1. 由疾病认知所致 大部分重症监护病人，由于对凶险的病情缺乏心理准备，认为自己病情严重会危及生命，因此，产生十分明显的恐惧感和威胁感。对疾病的经历和认知水平可使同样疾病、相似严重程度的病人产生截然不同的心理反应。同样，对疾病的错误认识也能引起不良心理反应。

2. 由治疗所致 在对重症监护病人实施治疗的过程中，某些药物可以影响病人的脑功能，导致他们出现一些不良心理反应。某些治疗如气管插管等，影响病人的语言表达，易导致心理上的不安全感甚至恐惧感。

3. 由病室环境所致 重症监护室的环境，或繁忙，或静谧，都可能对重症监护病人心理造成较大的压力。在繁忙、嘈杂的病室环境中，病人终日看到的是密集的监护与治疗设备、监护光信号、昼夜不灭的灯光及医护人员忙碌的身影，这些紧张的氛围造成了病人的视觉超负荷；病房中存在多种噪声、如呼吸机、监护仪、输液泵发出的报警声，以及工作人员的走路声、说话声等，均会引起病人听觉超负荷；从而导致病人生物钟节律紊乱、睡眠不足和身心极度疲乏，出现不同程度的焦虑、烦躁等心理反应。

第三节 心理护理

在对重症监护病人施以有效救治的同时，必须进行有效的护患沟通，了解病人的心理状态，以便对病人实施心理护理，使病人能获得良好的心理支持，在稳定的情绪状态下，最

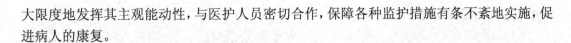

大限度地发挥其主观能动性,与医护人员密切合作,保障各种监护措施有条不紊地实施,促进病人的康复。

一、心理护理的原则

重症监护病人的心理状态千差万别,复杂多变,疾病不同阶段的心理反应也有所差异,在实施心理护理时,应注意以下几个原则。

1. 与抢救同步 心理护理可与救护处置同时进行,情况允许时,护士可边观察,边了解病人的心理反应,或边实施操作边扼要说明意图,以达到消除病人疑虑、取得良好配合之目的。

2. 有的放矢 针对导致病人不良心理反应的原因,有的放矢地进行心理护理。

3. 有急有缓 根据病人病情的轻重缓急,首先处理紧急的、严重危害身心健康的心理反应。

4. 心理换位 主动与病人进行"心理换位",想方设法使其在心理上尽快适应急危重情况。

二、心理护理的实施程序

心理干预的基本程序是一个连续的、动态的过程,可因人而异,灵活运用。

1. 建立良好的护患关系 把"建立良好的护患关系"置于心理护理的首位。要求护士在实施心理护理的过程中,始终把建立良好的护患关系放在头等重要位置,并贯穿心理护理的始终。在这个环节中要注意遵循有利、尊重、公正、互助的伦理学原则,同时具备有效的沟通技巧。

2. 心理状态评估 护士在对重症监护病人进行抢救的同时应采用观察法,迅速评估其心理问题,以确保病人的严重心理失衡得到重点调控。等病情稳定后再采用会谈、调查、心理测验等其他方法全方位收集病人心理状态的各种信息,确定其基本心理状态。

3. 心理问题的确定及原因分析 在对病人进行心理评估的基础上,分析导致病人产生消极心态的基本原因和主要影响因素。因为个体在遭遇疾病、意外等挫折时,所产生心理反应的强度及采取的应对方式,往往主要取决于个体的人格类型及对所患疾病的认知。只有了解心理问题产生的原因,才能有的放矢地进行干预。

4. 选择适宜对策 干预对策的选择适当与否,是影响心理护理质量的关键。应针对每个病人的不同情况及病情采取相应的护理对策。

5. 观察干预效果并制定新的方案 综合评价干预效果,既要了解病人的主观体验,又要观察与病人身心康复有关的客观的生理指标和心理指标,后者更有助于效果评价。如果干预效果欠佳,必须制定新的方案,解除病人的心理问题。

三、心理护理的措施

重症监护病人的心理护理是在护士与病人相互交往中进行的。通过护士的心理护理知识与技能,改善病人的心理状态与行为,使之有利于身心康复。

1. 稳定病人的情绪 对于重症监护病人,时间就是生命,必须分秒必争,尽快救治。同时也应牢记,这类病人情绪反应强烈,而情绪对疾病又有直接影响,因此,稳定病人的情绪是不可忽视的重要工作。

2．心理支持　心理支持是指采用各种心理治疗方法在心理上给病人以不同形式和不同程度的支持。护士通过使用积极的语言表达、动作表现、情绪感染直接影响病人的内心世界，使病人产生一种积极获得健康的内在驱动力，或者使那些心理处于极度矛盾和困惑的病人解脱痛苦，心态趋于平和。

3．加强非语言交流　对于失去了语言表达能力的病人，护士要加强非语言交流，掌握一些特殊的非语言沟通技巧，提高非语言沟通能力。如学会用眼、表情、手势、动作以及实物照片、会话卡、纸和笔去"听和说"，通过对病人表情、手势、口形的观察来判断病人所要表达的意图。

4．提高病人对疾病的认知能力　帮助病人客观地看待自己的病情，以客观合理的认识和信念来取代不合理的信念和态度。只有建立健康的信念与态度，才能产生健康的心理。

5．消除依赖心理　对即将离开 ICU 而又产生心理依赖的病人，护士一方面要做好说服解释工作，使病人知晓自身疾病已经缓解；另一方面，对原治疗方案不应突然停止，要制定强化治疗和预防复发的治疗护理措施，以解除病人后顾之忧。

6．运用放松训练减轻焦虑　放松训练的目的是使病人达到一种主观的安静状态，以逐渐产生安详和轻松的感觉。这样的状态可以用来与可能引起的焦虑情况抗衡。常用的放松训练方法包括：深呼吸放松法，肌肉放松法，想象放松法，音乐放松法等。

案例分析

【病例】　某歌手，男，40 岁，因车祸致急性呼吸窘迫综合征入 ICU。病人神志清楚，血压正常，呼吸频率 30 次 /min，动脉血氧分压 5.3kPa（40mmHg），动脉二氧化碳分压 6.7kPa（50mmHg），血氧饱和度 75%，面罩吸氧后无改善。经紧急抢救，呼吸机辅助呼吸 5 天后，病人呼吸情况好转，准备撤离呼吸机。病人得知要撤机时，很焦虑，面部表情紧张（皱眉、目光游移），频频摆手向护士示意不要撤机。

1．目前病人存在的主要心理问题是什么？

分析：护士通过观察法观察到病人面部表情紧张、皱眉、目光游移、摆手等，说明病人很焦虑，不愿意撤离呼吸机。从而判断出病人目前存在的主要心理问题是呼吸机依赖性焦虑。

2．护士应如何针对病人的心理问题进行心理干预？

分析：

（1）护士要对撤机充满信心，稳定病人的情绪。

（2）耐心给病人讲解撤机的必要性和意义，告诉病人现在的病情已有很大好转，可以按计划间断撤离呼吸机，一开始可先撤机呼吸 15 分钟，以后，撤机呼吸时间可逐渐延长，直至完全撤机，提高病人对自己疾病的认识。向病人解释撤机的过程和拔管中可能有的感觉，以增加负性事件的可预料性，减轻焦虑。

（3）给病人以心理支持，向病人保证，在撤机过程中，呼吸机就准备在病人的身边，一旦感觉呼吸困难，护士会随时给他接上呼吸机。这样，可消除病人的担心。间断撤机时，可将病人在撤机过程中的点滴进步用图或表的形式表示出来，放在床边让病人看，增强病人克服困难的信心。

3.病人因使用呼吸机,不能进行语言交流。护士如何运用非语言沟通技巧了解病人的意图?

分析:学会用感觉器官去"听和说",学会用表情、手势、动作去"听和说",学会用实物照片、会话卡、纸和笔去"听和说"。如看到病人皱眉、目光游移、摆手等,护士就知道病人不愿意撤机。为了避免护士的主观性,可制作两张卡片,一张写着"愿意撤机",另一张写着"不愿撤机"。当举起"不愿撤机"的卡片时病人点头或眨眼,那么护士就可确定病人不愿意撤机。同时结合病人的其他表现,确定病人目前存在的主要心理问题是呼吸机依赖性焦虑。

(张 毅)

 自测题

一、单项选择题

1.重症监护病人常见心理反应**不包括**( )
    A.情绪休克   B.愤怒与敌对
    C.欣快   D.孤独与忧郁
    E.依赖与退化

2.重症监护病人的心理评估最常用的方法是( )
    A.观察法   B.会谈法
    C.调查法   D.心理测验法
    E.以上均不是

3.对重症监护病人实施心理护理的原则**不包括**( )
    A.有缓有急   B.有的放矢
    C.不与抢救同步   D.心理换位
    E.与抢救同步

4.对病人实施心理护理的程序中第一步应是( )
    A.心理状态评估   B.心理问题的原因分析
    C.建立良好护患关系   D.观察效果并制定新方案
    E.选择适宜对策

5.为解除病人焦虑可采用的放松方法有( )
    A.肌肉放松法   B.深呼吸放松法
    C.想象放松法   D.音乐放松法
    E.以上都是

6.在救治过程中病人表现异常平静、表情木然、寡言少语、对医护人员的任何处置无动于衷,这种异常心理反应是( )
    A.否认   B.依赖与退化
    C.情绪休克   D.忧郁
    E.敌对与愤怒

二、问答题

1. 简述建立良好护患沟通的重要性。

2. 女性病人，65岁，既往有心绞痛病史，春节期间因儿女回家团圆，很高兴。团圆饭后突然心前区剧烈疼痛，服用常规抗心绞痛药物无效，随即被送入医院急诊科，诊断为急性心肌梗死，送入CCU病房。

（1）病人目前可能存在的心理问题有哪些？

（2）针对病人存在的心理问题，护士应如何进行心理护理？

实 训 指 导

实训一 多功能监护仪与输液泵的应用

一、多功能监护仪

【实训目的】

1. 熟练掌握多功能监护仪的操作步骤。

2. 培养学生分析多功能监护仪的各项参数所提示的临床意义。

【实训前准备】

（一）环境准备

ICU 的工作环境从投入使用之日起即已固定。每次接收新病人无须特殊准备。但流动使用的床旁监护仪在进行监护之前，则需要进行环境准备。首先，病床周围须有足够空间，以满足仪器安放和医护人员抢救病人的需要。为此，床旁所有杂物必须移除。其次，在床头左侧准备 1 个床头柜或小推车，作为摆放监护仪之用。

（二）用品准备

备好心电导联线、一次性纽扣式电极、血氧饱和度探头、血压计袖带、乙醇棉球、剃须刀等物品。

（三）病人准备

如病人神志清醒，在监护开始之前须进行必要的解释说明，缓解病人恐惧心理，取得病人理解支持。告诫病人不要抓扯导联线和电极。

（四）仪器准备

将心电导联线、血压计袖带、血氧饱和度探头分别插到监护仪相应插口，再把 5 个一次性纽扣式电极片分别接到 5 个导联线上；打开监护仪电源开关，仪器进入自检，15 秒后通过自检，进入备用状态，并开机待命。病人进入监护病房，将各种探头、电极正确安放到病人身上规定位置即可进行监护。

【过程与方法】

监护仪在使用前安装调试时，已对各监护参数的报警上下限进行设定，无须在每次开机时重新设定，但如有必要也可根据病人具体情况进行调整。

（一）各参数监测步骤

1. 心电、呼吸监测胸导联法操作步骤及要点

（1）临床心电、呼吸监护通常采用胸部 5 导联法。具体位置为：右上（RA）在胸骨右缘锁骨中线第 1 肋间；右下（RL）在右锁骨中线剑突水平处；中间（C）在胸骨左缘第 4 肋间；左上（LA）在胸骨左缘锁骨中线第 1 肋间；左下（LL）在左锁骨中线剑突水平处。有时也用

3 导联法，电极片安放位置：左上（LA）在左锁骨中线下；右上（RA）在右锁骨中线下；左下（LL）在左锁骨中线第6、7肋间。

（2）解开病人上衣，暴露胸、腹部。用电极片上所附砂纸片磨去电极安放部位皮肤角质层，必要时用乙醇清洗，体毛多者须剔除。

（3）将电极牢固地粘贴在上述部位。

（4）电极安放完毕，监护仪即自动显示心电、呼吸的波形和数值。

2．无创血压监测操作步骤及要点

（1）根据病人臂围大小选择合适袖带。

（2）袖带气囊中间部位正好压住肱动脉。

（3）将袖带缠于上臂，气囊下缘应在肘弯上2.5cm，做到平服紧贴。

（4）按下无创血压测量键，启动无创血压测量，设定无创血压测量间隔时间。

3．血氧饱和度监测操作步骤及要点

（1）选取手指、脚趾、耳垂等部位安放血氧饱和度探头。

（2）选用手指或脚趾时，应将电极有光源一面放置于病人指（趾）甲背面，避开灰指甲、涂有指甲油或指甲过长的手指。

（3）传感器安放完毕，监护仪自动显示血氧饱和度及脉率数值，同时显示测量部位小动脉内血流容积波形。

（二）结束步骤

根据病人病情，医生下达停止重症监护医嘱，护士即可结束监护。

1．关闭监护仪电源，将探头从病人胸壁取下，然后将其从导联线上卸下，并按医疗垃圾进行处理。再用乙醇清洁病人皮肤，从病人身上取下探头时动作轻柔，以免产生疼痛。

2．将血压计袖带及血氧饱和度探头从病人身上卸下，将传感器及其连接管、线从监护仪上取下。

3．记录　做好监护治疗过程中，监护时间、仪器运行情况，以及病人各项监测指标及体征变化、治疗效果等记录。

（三）清洁保养

1．监护完毕，关闭主机，断开电源。待设备完全冷却后，用抹布擦拭监护仪外壳表面，为不损坏仪器。要使用干净柔软的棉质抹布。

2．对屏幕进行清洁，可用抹布轻轻擦拭，如表面灰尘较多不易擦干净，也可用蘸有中性清洁剂棉球擦拭，再用抹布将其抹干。

3．血压计袖带的外套用水冲洗、消毒，然后晾干。心电导联线和血氧饱和度探头连接线可用抹布蘸肥皂水或乙醇抹干净，但不宜将其直接放在水中清洗，以免损坏血氧饱和度探头、使导联线生锈。

【实训报告】

1．写出使用监护仪的操作步骤。

2．列出各项参数提示的意义。

二、输液泵

【实训目的】

1．学会正确使用输液泵。

2. 能针对输液泵报警问题进行分析和处理。

3. 培养学生与使用输液泵的病人的沟通能力。

【实训前准备】

1. 环境准备　安静、整洁、舒适。

2. 用品准备　根据输液泵机型和输入药液的要求选择输液泵管；遵医嘱准备药液等，并核对无误。

3. 病人准备　向病人简要解释输液泵工作原理，说明输液量、输液速度的重要性；使用过程中，可能会出现报警；告知不可随意操作或搬动输液泵。

4. 仪器准备　检查输液泵各功能及报警系统是否处于良好工作状态；核查输液泵管在有效期内。

【过程与方法】

（一）稳妥放置输液泵

1. 使用输液泵背面"固定夹"，将输液泵固定于输液架或病床旁（可纵向固定在输液架上或横向固定在床旁），确认设备已正确定位、稳妥放置，接通电源。

2. 按无菌操作技术要求配制液体，连接输液泵管，将药液瓶（袋）倒挂于输液架，悬挂位置要保证输液瓶（袋）底部不低于输液泵。

3. 挤压滴管使药液迅速流至滴壶内 1/3～1/2，抬高滴管下端的输液泵管，松开流速调节器（螺旋夹），手持针栓部缓慢放下输液泵管，见少量液体流至小药杯内，使输液泵管内气体一次排尽，关闭流速调节器。

（二）输液泵管固定于输液泵管道槽

1. 开启电源开关，打开泵门，将输液泵管软管部分按从上往下的方向，正确固定在输液泵管道槽中。

2. 关闭泵门，再次检查输液泵管内有无残留气体，协助病人取舒适卧位。

3. 将滴数监测传感器夹在滴壶上，用固定架固定输液壶。

4. 按下开关键，仪器进行自检，同时屏幕显示自检项目，自检后，绿色主电源或黄色电池指示灯点亮，伴随短促声。

（三）设定输液泵各参数

遵医嘱用数字键设定输液速度和预订输液量。

（四）行静脉穿刺

输液泵管与穿刺针相接，选择血管进行穿刺并固定（同输液操作程序）。

（五）进行输液

按开始键，开始输注液体。同时，密切观察监护输液病人，了解输液效果。

（六）结束步骤

1. 按下停止键，停止输注液体，关闭输液泵管流速调节器。按下门锁，开启泵门，由下至上摘除输液泵管。将数字调至 0 位，按压开关键 2 秒，关闭输液泵。

2. 做好输液工作记录、清理用物、整理床单位。

（七）清洁保养

1. 输液泵外壳用微湿干净软布擦拭，滴速传感器用无水乙醇清洁。避免任何液体渗入泵内。内部蓄电池每月至少 1 次进行充放电，以防电池老化。

2. 定期消毒灭菌，以防交叉感染，可采取 5% 氯己定、2.25% 戊二醛或 10% 氯化苄烷胺清洁液擦拭仪器。

【实训报告】

1. 写出使用输液泵的操作步骤。

2. 列出各项参数报警的原因及处理。

实训二 心电图机的应用

【实训目的】

1. 学会正确使用心电图机。

2. 能针对各种异常心电图进行分析。

3. 培养学生对病人进行宣教和沟通能力。

【实训前准备】

1. 环境准备 心电图室应隐蔽、通风、向阳、室内温度可调节；诊断床宽度应大于80cm；远离电磁干扰；避免不必要人为干扰因素，保护病人隐私。

2. 用品准备 电源线、地线、导联线、心电图纸、导电膏或乙醇、棉签等。

3. 病人准备 做好解释工作，消除病人紧张心理；病人在准备检查前应充分休息；清洁病人电极放置部位的皮肤或剃毛。

4. 仪器准备 心电图机、电源电压应在 220V±10% 范围内；需要良好可靠接地；妥善连接导联线和准确安放 12 导联心电图电极或 18 导联心电图。

【过程与方法】

1. 配合病人解开上衣，取仰卧位，平静呼吸，放松肢体。

2. 连接地线和导联线心电图机与地线接口连接；导联线与心电图机相连。

3. 安放导联电极严格按国际统一标准，准确安放 12 导联心电图电极或 18 导联心电图，必要时加做其他胸壁导联。按规定要求正确安放肢体导联电极和胸前导联电极。肢体导联电极板安置于上肢腕关节屈侧上方 1 寸处，下肢在内踝上部 3 寸附近，电极板与皮肤接触处涂抹导电膏或生理盐水。

4. 打开主机接通主机电源，电源指示灯亮，仪器预热 2～5 分钟。

5. 开始检测从"准备"转入"检测"，检查描笔位置；按 1mV 定标电压键，检查方波振幅距离。为减少肌电和交流电干扰，应选择滤波状态。

6. 检测结束检测完毕，选择导联，描记心电图。依次描记的顺序是：Ⅰ、Ⅱ、Ⅲ、aVR、aVL、aVF、V_1、V_2、V_3、V_4、V_5、V_6 导联。一般每个导联分别记录 3～6 个完整的心动周期。当用手动方式记录心电图时，每次切换导联后，须待基线稳定后再启动记录纸。

7. 结束步骤

(1) 检查完毕，关闭电源；小心移开导联线；当使用吸附式电极时，应挤压吸球消除负压后再取下电极。

(2) 取下心电图记录，标记姓名、年龄、诊断、检查日期和时间、导联名称。

(3) 擦干净病人胸前导电糊，协助病人穿衣服；询问病人感受，作出检查评价；整理床单位和用物。

8. 清洁保养

(1) 使用前要充分预热。在室湿 20℃时，可连续使用 4 小时左右；气温较高时，应适当

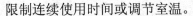

限制连续使用时间或调节室温。

（2）使用时切忌用力牵拉或扭折导联电缆的芯线，收藏时应盘成直径较大的圆环，或悬挂放置，避免扭转或锐角折叠。

（3）使用完毕，心电图机和导联线要用纱布沾上水或乙醇等液体擦洗后，用干纱布擦干，防止交叉感染。禁止使用强氧化溶剂擦拭或浸泡。

（4）定期充电，避免高温、日晒、受潮、撞击，用毕盖好防尘罩。

【实训报告】

1．写出使用心电图机的操作步骤。

2．列出常见心律失常的心电图表现。

实训三　呼吸机的应用

【实训目的】

1．学会正确使用呼吸机。

2．能针对病人病情和血气分析调节适当的模式和参数。

3．培养学生分析呼吸机报警常见的原因。

【实训前准备】

（一）环境准备

病房安静舒适，保持适宜温湿度，禁摆放鲜花，禁用手机；备好床单，选择呼吸机安放位置；呼吸机治疗病人病床应妥善安置。

（二）用品准备

清点备齐呼吸机附件，包括外管路系统附件有硅胶或塑料螺纹管 5-6 根、"Y"形管道接头、集水杯 2 个、湿化罐、加温器、雾化管道、细菌过滤器、管道支架、管道固定夹、各种直或弯的管道接头等；清点备齐其他附件包括模拟肺、多功能电源插座、高压氧气管、减压表、无菌蒸馏水、无菌纱布、仪器使用登记本等。

（三）护士准备

呼吸机治疗前，应详细做好以下工作。

1．着装规范、洗手、戴口罩。

2．核对病人姓名、住院号、床号、确定病人年龄、体重、诊断。

3．明确判断病人是否具有机械通气指征；根据病情选择人工气道建立方式；对有明确机械通气指征病人，判断是否具有机械通气相对禁忌证，如有相对禁忌证，须首先进行必要的治疗前处理。

4．进行机械通气前，需履行治疗前告知义务，尽可能详尽地告知病人或家属机械通气治疗目的、并发症或不良影响。对神志清楚病人要进行心理护理，增强自信心和安全感，教会配合方法。

（四）仪器准备

根据不同病人、病情及呼吸机治疗时间等具体情况，选择合适的呼吸机；当呼吸机确定后，正确连接好呼吸回路，接通气源和电源。

【过程与方法】

（一）评估病人

1．评估病人生命体征，包括心率、心律、呼吸、血压、血氧饱和度。

2．评估病人意识及瞳孔变化。

3．评估病人气管插管深度和固定情况。

（二）连接湿化器

1．打开湿化器外包装，安装湿化器。

2．打开无菌蒸馏水瓶盖，消毒瓶口，加蒸馏水至湿化器水位线。

（三）连接呼吸机管路

1．打开呼吸机管路外包装，用单根短管路连接呼吸机送气口和湿化器，将四根管路按要求连接成一呼吸回路，分别与湿化器、呼吸机出气口连接。

2．打开模拟肺外包装，连接模拟肺和呼吸机管路。

3．将连接好的呼吸机管路置于专用支架上。

（四）呼吸机自检

1．连接电源，打开主机开关，呼吸机进行自检。

2．打开湿化器开关，调节湿化器温度。

（五）设置参数

1．选择呼吸机模式为同步间歇指令通气。

2．确定分钟通气量（MV）；根据预设分钟通气量设置潮气量（VT）、呼吸频率（f）和吸/呼比（I∶E）；确定吸入氧浓度（FiO_2）；确定呼气末正压（PEEP）。

3．设定气道压力、分钟通气量、吸入氧浓度的报警限；调节触发灵敏度等。

4．设定好呼吸机各项工作参数后，观察呼吸机运转是否正常。观察时间为2分钟。

（六）监测病人

1．呼吸机运转正常后，将呼吸机与病人的人工气道连接。

2．密切监护病人呼吸情况和相应监测指标，随时调整呼吸机参数。

3．通气30分钟后进行血气分析。

（七）撤机

当导致呼吸机支持的病因去除，符合撤机条件时，可撤离呼吸机。

1．准备撤机前，调整病人舒适体位，备好急救物品，床旁监护生命体征。

2．清除病人呼吸道分泌物，解除呼吸道平滑肌痉挛和喉头水肿；停用所有影响呼吸的药物；进行心理护理，解除忧虑恐惧，鼓励病人配合撤机。

3．进行3分钟自主呼吸试验，如病人可保持自主呼吸30分钟，达到撤机标准，即可撤离呼吸机，除去人工气道。

4．关机程序　关闭呼吸视主机-关闭空气压缩机-关闭氧气气源-断开电源，按规定程序卸下所有管道和配件，清洁消毒。

5．记录治疗　做好呼吸机应用治疗过程中，治疗呼吸机机型、时间、模式、参数、运行情况等，以及病人各项监测指标及体征变化、治疗效果等记录。

（八）清洁保养

1．清洁

（1）主机外壳表面每日清洁擦拭1次。空气压缩机外壳、支架等，用软湿布擦净表面污物。空气过滤网每48～72小时清洁1次。

(2) 依操作规定要求,拆卸呼吸机管道。彻底清洗接触病人呼出气体的管道、加温湿化器、雾化器和呼气阀等,将分泌物、痰痂、血渍和其他残留物彻底清除。

(3) 加热湿化器电器加热部分、温控传感器探头金属部分,需用清洁软湿布擦净备用。清洗主机空气过滤网,烘干备用。

2. 消毒

(1) 呼吸机管路72小时更换1次,湿化器24小时更换1次。

(2) 呼吸机使用后及时消毒,主机外壳、空气压缩机外壳、支架等,一般用含氯制剂消毒液软布擦洗。

(3) 各传感器不能清洗和浸泡消毒,可用70%乙醇棉球轻拭,晾干备用。

(4) 呼吸机管路送供应室消毒。

3. 保养

(1) 呼吸机内部不可拆卸电子组件,其表面灰尘可用小功率吸尘器轻轻吸除或用专用吸球轻轻吹气去除,由专业技术人员定期维护和保养。

(2) 定期检查更换配置易耗品,如氧电池、呼吸活瓣、气囊、细菌滤过器等。内置电池及时充电,以备停电时正常使用。

(3) 正确掌握开关机操作程序。定期通电试验,检查功能。一般是在使用前、后、待机状态每周1次。严禁呼吸机带故障工作。

(4) 待机状态时用机罩保护防尘,存放位置应清洁、整齐、保持一定温度(不超过35℃)和湿度(不超过75%),定期通风,做到防尘、防潮、防震、防腐蚀。

(5) 建立呼吸机使用登记档案,设随机操作程序卡和维护保养卡,包括呼吸机使用程序、清洁消毒、功能测试、使用起止日期、性能状态、使用维护者签名等。

【实训报告】

1. 写出使用呼吸机的操作步骤。

2. 列出呼吸机使用注意事项。

实训四　电除颤仪的应用

【实训目的】

1. 学会正确使用电除颤仪。

2. 能针对病人出现的异常心电图进行电除颤仪模式选择。

【实训前准备】

1. 环境准备　环境整洁安全,温度18～22℃;相对湿度55%～65%。

2. 用品准备　除颤仪、导电胶、心电监测导联线及电极、抢救车、乙醇纱布、吸氧、吸痰装置等,检查除颤仪性能,并处于功能位。

3. 病人准备　去枕平卧于硬板床,将胸前衣物解开并移走其他异物,特别是金属类物品如项链、衣扣等。准备电击除颤的同时,作好心电监护以确诊室颤。

【过程与方法】

1. 病人配合　病人平卧于绝缘木板床,取仰卧位或右侧卧位,解开上衣,暴露胸腹部。

2. 打开主机 操作者站在病人右侧,连接心电导联线,打开除颤仪电源开关,启动心电仪监测病人心电图。

3. 选择电复律方式 根据病人情况选择心脏电复律方式。心脏停搏、心室颤动选用非同步电除颤;心房扑动、室上性心动过速等心律失常选用同步电复律。

4. 电极处理 在电极板表面涂以适量导电糊或加用盐水浸湿的纱布垫,保证电极板与病人皮肤接触良好。临床常用凝胶状垫片及一次性自动黏附式电极。

5. 电能量设定及充电 选择所需电能量(单向波能量选择 360J,双向波 200J),对除颤仪进行充电。

6. 放电除颤 将电极板置于病人胸部正确位置(负电极:胸骨右缘第 2 肋间,正电极:心尖部),施加适当压力,使其与病人皮肤紧密接触,双手同时按下放电按钮进行放电,放电前必须确定已无人接触病人及病床。

7. 放电后观察 放电后立即观察病人心电示波,继续进行有效的心肺复苏术。如除颤未成功,可再次除颤,同时寻找失败原因,并采取相应措施。

8. 结束步骤

(1)操作完毕,切断电源;将能量开关回复至 0 位;擦干病人胸前、电极板的电极膏;电极板放回原处。

(2)置病人于舒适体位。监测记录病人心率、心律;遵医嘱用药。

(3)整理床单位,清理用物。

9. 清洁保养

(1)用 90% 乙醇、中性肥皂水清洁仪器外表,严禁液体流入机内。

(2)每次使用后,彻底去除电极板上电极膏,保持电极板清洁,并消毒处理。

(3)复苏治疗结束后,用软布清洁仪器外表、电极板、电线和电极。

(4)蓄电池及时充电,每日开机测试仪器性能,保持备用状态。

【实训报告】

1. 写出使用除颤仪的操作步骤。

2. 列出使用除颤仪的注意问题。

实训五 经外周静脉置入中心静脉导管的护理

【实训目的】

1. 掌握 PICC 管道的护理措施。

2. 能针对 PICC 管道置入步骤,制定护理措施。

3. 培养学生灵活处理置管中及置管后问题的能力。

【实训前准备】

1. 教师准备

(1)向病人做好解释工作,使病人放松,确保穿刺时静脉的最佳状态。

(2)告知病人保持局部清洁干燥,不要擅自撕下贴膜,贴膜有卷曲、松动、贴膜下有汗液时及时请护士更换。

(3)告知病人避免使用带有中心静脉导管一侧的手臂过度活动,避免置管部位污染。

2. 护生准备 着装整洁(衣、帽、鞋)、洗手、戴口罩、剪指甲。

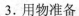

3. 用物准备

（1）治疗盘：0.5% 活力碘、75% 乙醇、0.9% 氯化钠 500ml，2～5u/ml 浓度肝素生理盐水 500ml，无菌手套 2 副、止血带 1 根、皮尺 1 把、胶布、20ml 注射器 2 副、10ml 注射器 1 副、弯盘 1 个。

（2）PICC 穿刺包内：治疗巾两个、孔巾 1 个、血管钳 1 把、直剪 1 把、纱布 10 块、大棉球 6 个、小药杯 2 个、镊子 2 把、透明敷料 1 张。

（3）PICC 套件：PICC 导管、穿刺针及插管鞘、减压筒、连接器、肝素帽、固定翼。

（4）手术衣 1 件。

（5）医嘱本。

（6）必要时备：2% 利多卡因 1 支，1ml 注射器 1 副，弹力绷带。

【过程与方法】

1. 教师讲解本次实训的目的和要求及操作流程。

目的：掌握 PICC 导管的护理措施。

要求：熟悉 PICC 置管的操作流程。

操作流程：

（1）评估病人：①询问、了解病人的身体状况、出凝血情况。②评估病人局部皮肤组织及血管情况。③由医师负责与病人签署知情同意书。

（2）选择合适的静脉：①在预期穿刺部位以上扎止血带；②评估病人的血管状况，选择贵要静脉为最佳穿刺血管；③松开止血带。

（3）测量定位：①测量导管尖端所在的位置，测量时手臂外展 90°；②上腔静脉测量法：从预穿刺点沿静脉走向量至右胸锁关节再向下至第 3 肋间；③锁骨下静脉测量法：从预穿刺点沿静脉走向至胸骨切迹，再减去 2cm；④测量上臂中段周径（臂围基础值）：以供监测可能发生的并发症。新生儿及小儿应测量双臂围。

（4）建立无菌区：①打开中心静脉导管穿刺无菌包，戴手套；②应用无菌技术，准备肝素帽、抽吸生理盐水；③将第一块治疗巾垫在病人手臂下。

（5）消毒穿刺点：①按照无菌原则消毒穿刺点，范围穿刺点上下 10cm 两侧至臂缘；②先用乙醇清洁脱脂，再用聚维碘酮消毒。等待两种消毒剂自然干燥；③穿无菌手术衣，更换手套；④铺孔巾及治疗巾，扩大无菌区。

（6）预冲导管。

（7）扎止血带，实施静脉穿刺：穿刺进针角度约为 15°～30°，直刺血管，一旦有回血立即放低穿刺角度，推入导入针，确保导入鞘管的尖端也处于静脉内，再送套管。

（8）从导引套管内取出穿刺针：①松开止血带；②左示指固定导入鞘避免移位；③中指轻压在套管尖端所处的血管上，减少血液流出；④从导入鞘管中抽出穿刺针。

（9）置入中心静脉导管：将导管逐渐送入静脉，用力要均匀缓慢。

（10）退出导引套管：①当导管置入预计长度时，即可退出导入鞘；②指压套管端静脉稳定导管，从静脉内退出套管，使其远离穿刺部位。

（11）撤出导引钢丝：一手固定导管，一手移去导丝，移去导丝时，动作要轻柔。

（12）确定回血和封管：①用生理盐水注射器抽吸回血，并注入生理盐水，确定是否通畅；②连接肝素帽或者正压接头；③用封管液正压封管。

（13）清理穿刺点，固定导管，覆盖无菌敷料：①将体外导管放置呈"S"状弯曲；②在穿刺点上方放置一小块纱布吸收渗血,并注意不要盖住穿刺点;③安装固定翼,覆盖透明贴膜在导管及穿刺部位,加压粘贴;④在衬纸上标明穿刺的日期。

(14) 在护理记录单上记录穿刺时间、部位、导管置入的长度。

(15) 通过 X 线拍片确定导管尖端位置。

2. 评估

(1) 置管后病人生命体征。

(2) PICC 管道植入成功。

(3) 评估病人:观察穿刺点有无发红、肿胀、渗血及渗液;导管有无移动,是否脱出或滑入体内;贴膜有无潮湿、脱落、污染。

【实训报告】

1. 写出 PICC 管道护理的措施。

2. 列出操作过程中遇到的护理问题。

实训六　胃肠减压管的护理

【实训目的】

1. 学会胃肠减压管的护理措施。

2. 能针对胃肠减压管置入步骤,制定护理措施。

3. 培养学生胃肠减压管护理的能力。

【实训前准备】

1. 教师准备

(1) 向病人做好解释工作,使病人放松,确保置管的最佳状态,提高病人的合作程度。

(2) 清洁病人的口腔和鼻腔。

2. 护生准备　着装整洁(衣、帽、鞋)、洗手、戴口罩、剪指甲。

3. 用物准备　治疗碗、治疗巾、听诊器、胃肠减压装置、弯盘、鼻贴、牙垫、液状石蜡、纱布、手套、20ml 注射器、生理盐水等。胃管一般为 12 号、14 号、16 号橡胶管或硅胶管,头端有侧孔,管尾衔接吸引管。

【过程与方法】

1. 教师讲解本次实训的目的和要求及操作流程。

目的:掌握胃肠减压管的护理措施。

要求:熟悉胃肠减压管置管的操作流程。

(1) 操作流程:取坐位或斜卧位。①左手持纱布托住胃管,右手用血管钳夹住胃管前端,比量插管长度,以耳垂 - 鼻尖 - 剑突长度,成人 45～55cm,婴幼儿 14～18cm,用胶布做好标记,用液状石蜡润滑胃管。②右手用血管钳夹住胃管前端,延一侧鼻孔缓缓插入,到咽部(约 14～16cm 处),让病人做吞咽动作。③继续缓缓送入胃管,到达胃部(约 45～55cm)。④验证胃管成功置入胃内。方法:将胃管开口置于水中,如有大量气体溢出,则误入气管;用注射器抽吸出胃液;注入 10ml 空气,用听诊器在胃部听到气过水声。

(2) 妥善固定:置管完毕后,近端用胶布固定于鼻翼两侧,妥善固定胃肠减压管,避免受压、扭曲,防止移位或脱出,远端接负压吸引装置。

(3) 保持胃管通畅:维持有效负压,每隔 2～4 小时用生理盐水 10～20ml 冲洗胃管 1

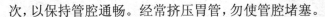

次，以保持管腔通畅。经常挤压胃管，勿使管腔堵塞。

（4）观察引流物颜色、性质和量，并记录 24 小时引流液总量。观察胃液颜色，有助于判断胃内有无出血情况，一般胃肠手术后 24 小时内，胃液多呈暗红色，2～3 天后逐渐减少。若有鲜红色液体吸出，说明术后有出血，应停止胃肠减压，并通知医生。引流装置每日应更换 1 次。

（5）胃管通常在术后 48～72 小时，肠鸣音恢复，肛门排气后可拔除胃管。拔胃管时，先将吸引装置与胃管分离，捏紧胃管末端，嘱病人吸气并屏气，迅速拔出，以减少刺激，防止病人误吸。擦净鼻孔及面部胶布痕迹，妥善处理胃肠减压装置。

（6）胃肠减压期间，病人应停止饮食和口服药。

2．评估

（1）置管后病人生命体征。

（2）胃肠减压管管道植入成功，负压引流通畅。

【实训报告】

1．写出胃肠减压管护理的措施。

2．列出操作过程中遇到的护理问题。

实训七　气管切开导管的护理

【实训目的】

1．学会气管切开导管的护理措施。

2．能针对气管切开导管置入步骤，制定护理措施。

3．培养学生气管切开导管护理的能力。

【实训前准备】

1．教师准备　常规颈部备皮；普鲁卡因皮试；作好病人和家属的心理准备。

2．护生准备　着装整洁（衣、帽、鞋）、洗手、戴口罩、剪指甲。

3．用物准备　气管切开包，其中包括甲状腺拉钩、气管扩张钳、手术刀、组织剪、止血钳、持针钳、医用缝针、手术镊、乳胶管等，紧急情况下一刀、一钳、一剪、一镊即可；适宜的气管套管，常用的气管套管有内外套管和内芯组成，放入内套管时功能同普通气管导管，拔出内套管后气流尚可经外套管开口流入呼吸道，外套管还可用于拔管前封管或长期带管者。气管套管分为 10 个型号，型号的选择可参考下表。此外还需准备供氧装置、负压吸引装置、麻醉药品（1%普鲁卡因或利多卡因）、急救药物、生理盐水、消毒药品、无菌手套、手术照明灯等。（实训表 1）

实训表 1　气管套管的选择

导管型号	1	2	3	4	5	6	7	8	9	10
内径（mm）	3.6	4.0	4.5	5.0	5.5	6.0	7.0	8.0	9.0	10.0
长度（mm）	40	42	46	55	55	60	65	70	75	80
使用年龄（岁）	<1	1	2	4	6	8	10	14	成年女	成年男

【过程与方法】

1．教师讲解本次实训的目的和要求及操作流程。

目的：掌握气管切开置管（经皮式切开）的护理措施。

要求：熟悉气管切开置管的操作流程。

操作流程：

(1) 评估病人：①询问、了解病人的身体状况、出凝血情况；②评估病人生命体征；③由医师负责与病人签署手术同意书。

(2) 体位：病人取仰卧位，头后仰。肩下垫薄枕，助手扶住头部以保持正中体位，下颌对准颈静脉切迹，头后仰，以便暴露和寻找气管。对于呼吸困难不能仰卧的病人可采取坐位或半卧位。

(3) 消毒铺巾：操作者戴无菌手套，病人颈部皮肤常规消毒，铺洞巾。

(4) 选择切开部位麻醉：选择第2、3气管软骨环间隙作为穿刺点。沿手术切口采用局部浸润麻醉，若病人躁动、抽搐或不配合者，可采用基础麻醉或全身麻醉。如病人处于深昏迷或情况紧急，可不考虑麻醉。

(5) 在穿刺点切开皮肤(1cm横切口)，用血管钳钝性分离皮下组织。

(6) 注射器(带鞘管)内充入 1～2ml 水，刺入气管。如果回抽注射器时有气泡，说明已进入气管。

(7) 将导丝插入注射器鞘管，进入气管(Seldinger 导引穿刺技术)，移去注射器，将导丝前端留在气管内。

(8) 用皮肤扩张器扩张皮下组织。

(9) 气切钳扩张皮下组织合拢气切钳(带小孔)，沿导丝滑入，当钳尖端接触气管前壁时，撑开气切钳，扩张皮下组织后，取出气切钳。

(10) 最后沿导丝导入气管套管，拔出导丝及套管内芯，确认套管在气管内，固定套管，手术完成。

2. 评估

(1) 置管后病人生命体征。

(2) 气管切开置管是否成功，机械通气效果。

(3) 评估病人：有无气胸、出血、感染等并发症。

【实训报告】

1. 写出气管切开导管护理的措施。

2. 列出操作过程中遇到的护理问题。

实训八　重症监护病人的基础护理

【实训目的】

1. 学会危重症病人的口腔清洁护理方法。

2. 能针对危重症病人进行皮肤清洁护理以及压疮预防的健康指导。

3. 培养学生分工合作的团队精神。

【实训前准备】

1. 教师准备　准备病例及模拟病人。

2. 学生准备　复习重症监护病人基础护理的相关知识，以及清洁护理操作流程。

3. 物品准备　准备危重症病人清洁护理的相关用物。

【过程与方法】

1. 教师介绍本次实训的目的与要求，讲解危重症病人基础护理的重要性及清洁护理流程。

2.教师给出病例,学生分组讨论评估病人的基本情况并制定相应的护理措施。

3.护理措施制定完成后,以小组为单位分阶段、分项目、分学生为病人进行实际护理操作。

4.护理过程中应注意操作的顺序和手法的力度,密切观察病人的病情变化,学会尊重病人保护病人的隐私。

【实训报告】

1.写出病例中病人可能存在的护理问题,并制定相应的护理措施。

2.列出口腔及皮肤护理操作的注意事项。

附录 自测题选择题参考答案

第一章 绪论

1. ABE 2. E 3. ABCDE 4. ABCDE 5. ABCDE 6. BCDE

第二章 重症监护室的护理管理

1. C 2. C 3. E 4. A 5. D

第三章 重症监护常用的护理技术

1. A 2. A 3. D 4. B 5. C 6. E 7. A 8. E 9. E 10. E
11. C 12. B 13. D 14. D 15. E 16. B 17. C 18. C 19. C 20. B

第四章 重症监护病人的导管护理

1. C 2. E 3. E 4. D 5. B 6. C 7. C 8. C 9. E 10. B
11. B 12. B 13. E 14. D 15. E 16. B 17. C 18. D 19. B 20. E

第五章 重症监护病人的体位转换及转运方法

1. E 2. A 3. B 4. C 5. D 6. A 7. E 8. E 9. B 10. C
11. D 12. C 13. A 14. E 15. E 16. C 17. E

第六章 重症监护病人的基础护理

1. A 2. A 3. D 4. E 5. A 6. B

第七章 重症监护病人的沟通技巧

1. C 2. A 3. C 4. C 5. E 6. C

教 学 大 纲

一、课程性质

重症监护技术是中等卫生职业教育护理专业（急救护理方向）一门重要的专业方向课程。本课程的主要内容包括对重症监护病人实施护理的基本知识、常用重症监护技术以及重症监护室的护理管理等。本课程的主要任务是使学生对重症监护病人实施护理的基本过程有初步认识；培养学生运用重症监护技术的基本知识和方法解决病人的疾病护理及心理问题的职业能力。本课程的先修课程包括药物学基础、护理学基础、健康评估、内科学护理、外科学护理等核心课程，后续课程是急救护理技术。

二、课程目标

通过本课程的学习，学生能够达到下列要求：

（一）职业素养目标

1. 具有良好的职业道德和伦理观念。尊重病人的人格及信仰；理解病人的价值观念及人文背景；保护其隐私。

2. 具有良好的法律意识，自觉遵守有关医疗卫生的相关法律法规，依法实施护理任务。

3. 具有良好的护患交流、医护团队合作的职业素养。

4. 具有良好的人文精神，珍视生命，关爱病人。

5. 具有从事护理工作的健康体质，健全人格，良好心理素质和社会适应能力。

（二）专业知识和技能目标

1. 掌握重症监护护理的基本知识和基本技能。

2. 掌握常用的重症监护技术及相关知识。

3. 了解重症监护病人常见的心理问题及护理措施。

4. 熟练掌握心电监护护理、有创无创血压监测，各种导管的护理及输液泵、除颤仪的应用。

5. 学会呼吸机使用护理及心电图机的应用。

三、教学时间分配

教学内容	学时		
	理论	实训	合计
一、绪论	1	0	1
二、重症监护室的护理管理	2	0	2
三、重症监护常用的护理技术	6	2	8

续表

教学内容	学时		
	理论	实训	合计
四、重症监护病人的导管护理	2	1	3
五、重症监护病人的体位转换及转运方法	1	0	1
六、重症监护病人的基础护理	1	1	2
七、重症监护病人的沟通技巧	1	0	1
* 机动	2	4	6
合计	14	4	18

*机动学时未计入总学时数，各学校根据教学实际灵活处理。

四、教学内容和要求

单元	教学内容	教学要求	教学活动参考	参考学时	
				理论	实践
一、绪论	（一）概述		理论讲授	1	0
	1. 重症监护技术的概念与范畴	掌握	情境教学		
	2. 重症监护技术的产生与发展	了解			
	3. 学习目的与要求	了解			
	（二）重症监护室的分级分类及收治范围				
	1. 重症监护室的组成	了解			
	2. 重症监护室的分级与特点	熟悉			
	3. 重症监护室的分类与特点	熟悉			
	4. 重症监护室的收治范围	了解			
	（三）重症监护室的工作任务				
	1. 危重症病人的监测	了解			
	2. 危重症病人的导管护理	了解			
	3. 危重症病人的心理护理	了解			
	4. 教学任务	了解			
	5. 科研任务	了解			
二、重症监护室的护理管理	（一）重症监护室的设置、设备及管理		理论讲授	2	0
	1. 设置要求	熟悉	教学录像		
	2. 基本设备	了解	案例分析		
	3. 设备管理	掌握	讨论		
	（二）重症监护室的工作规程				
	1. 病人的转入	了解			
	2. 工作制度	掌握			
	3. 病人的转出	了解			
	（三）重症监护室的护理常规				
	1. 护理交接	熟悉			
	2. 基础监护	熟悉			
	3. 监护的分级管理	熟悉			
	（四）重症监护病人的院内感染管理				
	1. 院内感染的危险因素	了解			
	2. 常见的院内感染	了解			

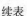

续表

单元	教学内容	教学要求	教学活动参考	参考学时	
				理论	实践
二、重症监护室的护理管理	3. 院内感染的控制	了解			
	（五）重症监护中常见的伦理学问题				
	1. 伦理学的基本原则	了解			
	2. 常见的伦理学问题	了解			
	（六）重症监护室护士的必备素质				
	1. 道德素质	了解			
	2. 心理素质	了解			
	3. 专业素质	了解			
	4. 身体素质	了解			
	（七）重症监护室护理文件的书写				
	1. 入院护理评估单	熟悉			
	2. 重症监护记录单	熟悉			
三、重症监护常用的护理技术	（一）常用监护仪器的临床应用		理论讲授	6	
	1. 多功能监护仪的临床应用	掌握	情景教学		
	2. 心电图机的临床应用	了解	案例分析		
	（二）常用治疗仪器的临床应用		教学录像		
	1. 有创呼吸机的临床应用	了解	讨论		
	2. 无创呼吸机的临床应用	熟悉	技能实践		
	3. 电除颤仪的临床应用	掌握			
	4. 输液泵的临床应用	掌握			
	5. 亚低温治疗仪的临床应用	了解			
	（三）其他临床常用的重症监护技术				
	1. 血气监测	掌握			
	2. 连续性血液净化	了解			
	实训一　多功能监护仪与输液泵的应用	熟练掌握	技能实践		2
	实训二　心电图机的应用	学会	技能实践		
	实训三　呼吸机的应用	学会	技能实践		
	实训四　电除颤仪的应用	熟练掌握	技能实践		
四、重症监护病人的导管护理	（一）静脉与动脉导管的护理		理论讲授	2	
	1. 中心静脉导管的护理	掌握	情景教学		
	2. 漂浮导管的护理	熟悉	教学录像		
	3. 经外周静脉置入中心静脉导管的护理	熟悉	多媒体演示		
	4. 动脉导管的护理	了解	技能实践		
	（二）外科引流管的护理				
	1. 普通外科引流管的护理	熟悉			
	2. 胸外科引流管的护理	熟悉			
	3. 泌尿外科引流管的护理	熟悉			
	4. 骨外科引流管的护理	了解			
	5. 神经外科引流管的护理	掌握			
	（三）人工气道的护理				
	1. 气管插管导管的护理	掌握			
	2. 气管切开导管的护理	掌握			

续表

单元	教学内容	教学要求	教学活动参考	参考学时	
				理论	实践
	实训五　经外周静脉置入中心静脉导管的护理	熟练掌握	技能实践		1
	实训六　胃肠减压管的护理	熟练掌握	技能实践		
	实训七　气管切开导管的护理	熟练掌握	技能实践		
五、重症监护病人的体位转换及转运方法	（一）体位转换		理论讲授	1	
	1. 体位转换概述	了解	多媒体演示		
	2. 常用转换方法及护理措施	掌握	教学录像		
	（二）转运方法		角色扮演		
	1. 转运方法概述	了解			
	2. 常用转运方法及护理措施	掌握			
六、重症监护病人的基础护理	（一）重症监护病人的饮食与营养		案例分析	1	
	1. 肠道功能评估	了解	讨论		
	2. 饮食与营养的特点	了解	示教		
	3. 营养支持的基本原则	熟悉	多媒体演示		
	4. 营养支持的应用	熟悉	技能实践		
	（二）重症监护病人的清洁护理				
	1. 口腔的护理	熟悉			
	2. 头发的护理	了解			
	3. 皮肤的护理	了解			
	4. 压疮的护理	了解			
	5. 会阴部的护理	了解			
	实训八　重症监护病人的基础护理	学会			1
七、重症监护病人的沟通技巧	（一）沟通的目的和重要性		理论讲授	1	
	1. 沟通的目的	了解	角色扮演		
	2. 沟通的重要性	了解	讨论		
	（二）心理观察要点				
	1. 常见的不良心理反应	了解			
	2. 常见不良心理反应的原因	了解			
	（三）心理护理				
	1. 心理护理的原则	熟悉			
	2. 心理护理的实施程序	熟悉			
	3. 心理护理的措施	熟悉			

五、大纲说明

（一）教学安排

本教学大纲主要供中等卫生职业教育三年制护理专业（急救护理方向）教学使用，在第3学期开设，总学时为18学时，其中理论教学14学时，实践教学4学时，学分为1学分。安排6学时机动，供各学校在教学过程中灵活掌握。

（二）教学要求

1. 本课程对理论部分教学要求分为掌握、熟悉、了解3个层次。掌握是指对基本知识、基本理论有较深刻的认识，并能综合、灵活地运用所学的知识解决实际问题。熟悉是指能够领会概念、原理的基本含义,解释护理现象。了解是指对基本知识、基本理论能有一定的认识,能够记忆所学的知识要点。

2. 本课程重点突出以"岗位胜任力"为导向的理念,在实践技能方面分为熟练掌握和学会 2 个层次。熟练掌握是指能独立、规范地完成心电监护护理、有创无创血压监测,完成各种导管的护理及输液泵、除颤仪的应用。学会是指在教师的指导下能初步实施呼吸机使用护理及心电图机的应用。

(三)教学建议

1. 本课程按照重症监护室护士岗位的工作任务和职业能力要求,强化理论实践一体化,突出"做中学,做中教"的现代职业教育特色,根据培养目标、教学内容和学生特点以及职业资格考试要求,提倡项目教学、案例教学、任务教学、角色扮演、情境教学的方法,充分利用校内外实训基地,将学生的自主学习、合作学习和教师引导学习的教学形式有机结合。

2. 教学过程中,可通过测验、观察记录、技能考核和理论考试等多种形式对学生的职业素养、专业知识和技能进行综合评价。评价应体现评价主体、评价过程、评价方式的多元化。评价内容不仅要关注学生对知识的理解和技能的掌握,更要关注其所学知识在重症监护工作实践中的运用与解决实际问题的能力。重视急救护理方向护士职业素质的养成。

中英文名词对照索引

主要参考文献

1. 陈晓松,刘建华. 现场急救学. 北京:人民卫生出版社,2009.

2. 曹相原. 重症医学教程. 北京:人民卫生出版社,2014.

3. 董红艳. 急危重症护理学. 郑州:河南科学技术出版社,2013.

4. 傅一明. 急救护理技术. 第2版. 北京:人民卫生出版社,2011.

5. 胡敏,朱京慈. 急危重症护理技术. 北京:人民卫生出版社,2011.

6. 胡敏,朱京慈. 内科护理技术. 北京:人民卫生出版社,2012.

7. 黄子通. 急诊医学. 北京:人民卫生出版社,2011.

8. 姜小鹰. 护理伦理学. 北京:人民卫生出版社,2012.

9. 刘大为. 实用重症医学. 北京:人民卫生出版社,2010.

10. 李晓松. 护理学基础. 北京:人民卫生出版社,2008.

11. 邱海波. 重症医学. 北京:人民卫生出版社,2013.

12. 沈洪. 急诊医学. 北京:人民卫生出版社,2008.

13. 苏鸿熙. 重症加强监护学. 北京:人民卫生出版社,1996.

14. 孙菁. 急重症护理学. 北京:人民卫生出版社,2007.

15. 石贞仙. 基础护理技术标准及流程. 北京:人民卫生出版社,2012.

16. 王辰,席修明. 危重症医学. 北京:人民卫生出版社,2012.

17. 王春亭,王可富. 现代重症抢救技术. 北京:人民卫生出版社,2007.

18. 吴惠平,罗伟香. 临床护理相关仪器设备使用与维护. 北京:人民卫生出版社,2010.

19. 王惠珍. 急危重症护理学. 第3版. 北京:人民卫生出版社,2014.

20. 温韬雪. 危重症临床护理指南. 北京:人民卫生出版社,2013.

21. 王为民,战明侨. 重症监护技术. 济南:山东大学出版社,2013.

22. 王懿. 重症监护仪器使用与维护. 北京:人民卫生出版社,2008.

23. 徐波. 肿瘤护理学. 北京:人民卫生出版社,2008.

24. 徐丽华,钱培芬. 重症护理学. 北京:人民卫生出版社,2011.

25. 叶文琴. 急救护理. 北京:人民卫生出版社,2012.

26. 杨晓霞,赵光红. 临床管道护理学. 北京:人民卫生出版社,2006.

27. 周秀华. 急危重症护理学. 第2版. 北京:人民卫生出版社,2011.

28. 曾因明,邓小明. 危重病医学. 第2版. 北京:人民卫生出版社,2009.

40检

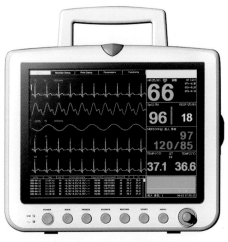

彩图 3-1　多功能监护仪

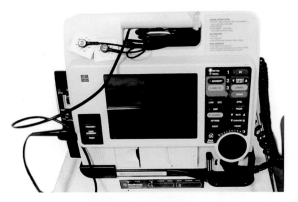

彩图 3-14　电除颤仪

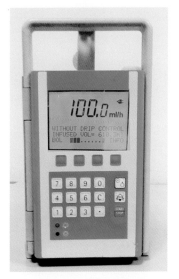

彩图 3-16　普通输液泵

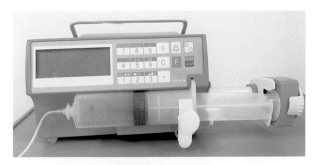

彩图 3-17　微量泵